Nina Heinrichs
Arnold Lohaus
Johanna Maxwill

Emotionsregulations-training (ERT) für Kinder im Grundschulalter

hogrefe

Prof. Dr. Nina Heinrichs, geb. 1973. Studium der Psychologie in Marburg. 2001 Promotion. 2003–2007 Juniorprofessorin, Abteilung Klinische Psychologie, Psychotherapie und Diagnostik an der Technischen Universität Braunschweig. 2007–2012 Professorin für Klinische Kinder- und Jugendlichenpsychologie und Psychotherapie an der Universität Bielefeld. Seit 2012 Professorin für Klinische Psychologie und Psychotherapie an der Technischen Universität Braunschweig.

Prof. Dr. Arnold Lohaus, geb. 1954. Studium der Psychologie in Münster. 1982 Promotion. 1987 Habilitation. 1996–2006 Professor für Entwicklungspsychologie an der Universität Marburg. Seit 2006 Professor für Entwicklungspsychologie und Entwicklungspsychopathologie an der Universität Bielefeld.

Dipl.-Psych. Johanna Maxwill, geb. 1985. Studium der Psychologie an der Universität Bielefeld. 2011 Diplom. 2011–2012 wissenschaftliche Mitarbeiterin und Hochschuldozentin in der Abteilung Klinische Psychologie und Psychotherapie des Kindes- und Jugendalters der Universität Bielefeld. Seit 2012 tätig an der Klinik für Kinder- und Jugendpsychiatrie und Psychotherapie Lüneburg.

Bibliografische Information der Deutschen Nationalbibliothek
Die Deutsche Nationalbibliothek verzeichnet diese Publikation in der Deutschen Nationalbibliografie; detaillierte bibliografische Daten sind im Internet über http://dnb.dnb.de abrufbar.

Hogrefe Verlag GmbH & Co. KG
Merkelstraße 3
37085 Göttingen
Deutschland
Tel. +49 551 999 50 0
Fax +49 551 999 50 111
verlag@hogrefe.de
www.hogrefe.de

Satz: ARThür Grafik-Design & Kunst, Weimar
Illustrationen: Claudia Styrsky
Fotos Testmaterialien: Marco Bühl Photography, Göttingen
Druck: Media-Print Informationstechnologie GmbH, Paderborn
Printed in Germany
Auf säurefreiem Papier gedruckt

1. Auflage 2017

(E-Book-ISBN [PDF] 978-3-8409-2766-9; E-Book-ISBN [EPUB] 978-3-8444-2766-0)
ISBN 978-3-8017-2766-6
http://doi.org/10.1026/02766-000

Emotionsregulationstraining (ERT) für Kinder im Grundschulalter

Inhaltsverzeichnis

CD-ROM

Die CD-ROM enthält PDF-Dateien der Arbeitsblätter und Bildmaterialien, die für die Durchführung des Trainings verwendet werden können.

Die PDF-Dateien können mit dem Programm Acrobat® Reader (eine kostenlose Version ist unter www.adobe.com/de/products/reader erhältlich) gelesen und ausgedruckt werden.

Vorwort

In diesem Manual wird ein Training zur Emotionsregulation für Kinder vorgestellt. Es gibt viele Hinweise darauf, dass Emotionsregulationsdefizite im Zusammenhang stehen mit der Entwicklung psychosozialer Probleme. So kann beispielsweise eine Störung des Sozialverhaltens mit einer mangelnden Regulation von Emotionen wie Wut oder Ärger assoziiert sein. Auch bei internalisierenden Problemen (wie ängstlichen oder depressiven Beschwerden) kommt es zu einer verstärkten Aufmerksamkeit auf negative Emotionen, während positiven Emotionen zu wenig Raum geschenkt wird. Mit einem Emotionsregulationstraining soll das Ziel verfolgt werden, die Emotionsregulationskompetenzen zu stärken, um dadurch zu einer Reduktion psychosozialer Probleme beizutragen.

Das Emotionsregulationstraining (ERT) richtet sich an Kinder im Vor- und Grundschulalter (Altersbereich zwischen 6 und 10 Jahren), um frühzeitig Emotionsregulationskompetenzen aufzubauen bzw. zu stärken. Das Training kann sowohl primärpräventiv eingesetzt werden als auch im Bereich der indizierten Prävention, wenn bereits erste Anzeichen für psychosoziale Probleme erkennbar sind, um frühzeitig korrektive Maßnahmen zu ergreifen. Da derzeit noch keine Hinweise auf besondere Indikationen vorliegen, wird ein transsymptomatischer Maßnahmeneinsatz angestrebt, der keine Einengung auf spezifische Symptome oder Symptomgruppen vorsieht.

Es liegen erste Evaluationsstudien vor, die darauf hinweisen, dass mit dem Emotionsregulationstraining in ausgewählten Bereichen positive Wirkungen im Kindesalter erzielt werden können. Die bisher bestehenden Evaluationsergebnisse werden im Manual kurz dargestellt. Es wäre wünschenswert, wenn zukünftig noch weitere Evaluationsstudien folgen würden, um das Wirkungs- und auch das Indikationsspektrum genauer eingrenzen zu können.

Wir möchten diese Gelegenheit nutzen, um uns bei allen zu bedanken, die bei der Entstehung des Trainings mitgewirkt haben. Besonders erwähnenswert ist die Unterstützung durch Jan Greuel, der im Rahmen seines Dissertationsprojektes einen Teil der Trainingsevaluation übernommen hat. Wir möchten uns weiterhin bei Claudia Styrsky bedanken, die die Zeichnungen, die im Training Verwendung finden, erstellt hat. Unser besonderer Dank gilt weiterhin dem Hogrefe-Team für die Unterstützung bei der Publikation unseres Manuals.

Braunschweig, Bielefeld und Hamburg
im April 2017

Nina Heinrichs,
Arnold Lohaus und
Johanna Maxwill

Kapitel 1

Theoretischer Hintergrund

Im Folgenden sollen die wichtigsten theoretischen Hintergründe der Entwicklung eines Emotionsregulationstrainings (ERT) für Kinder im Grundschulalter dargestellt werden. Dazu wird zunächst auf die Differenzierung unterschiedlicher emotionaler Kompetenzen und auf ihre Entwicklung eingegangen. Im Anschluss wird auf die Bedeutung von Emotionsregulationskompetenzen für die Entwicklung von Psychopathologien eingegangen, um die potenzielle Indikationsbreite der Intervention darzustellen. Es folgt die Darstellung der Umsetzung der theoretischen Grundlagen in eine Trainingskonzeption.

Betrachtet man die Entwicklung der Psychotherapieforschung, so lässt sich konstatieren, dass auf eine stark behavioristisch geprägte Phase seit den 1950er Jahren ein Paradigmenwechsel folgte, mit dem die Bedeutung kognitiver Prozesse für menschliches Erleben und Verhalten stark in den Vordergrund des Interesses gerückt wurde. Als Konsequenz wurden psychische Störungen zunehmend durch das Vorhandensein spezifischer Denkmuster erklärt (wie beispielsweise die kognitive Triade bei Depressionen; Beck, 1970), wobei mit der kognitiven Verhaltenstherapie dazu beigetragen werden soll, maladaptive Denkmuster zu verändern. Erst in jüngerer Zeit ist eine zunehmende Beachtung von Emotionen und Emotionsregulationsprozessen bei der Erklärung der Störungsgenese und bei der Therapie von psychischen Störungen zu erkennen. Dies wird beispielsweise durch die rasant und exponenziell ansteigenden Publikationsanzahlen im „Web of Science" zum Thema Emotionsregulation deutlich (Gross, 2013; Kullik & Petermann, 2012). Es geht dabei nicht darum, einen Erklärungsansatz durch einen neuen zu ersetzen, sondern um eine Vervollständigung des Gesamtbildes sowohl hinsichtlich der Erklärung psychischer Störungen als auch möglicher Interventionen. Vor diesem Hintergrund ist das hier dargestellte Emotionsregulationstraining einzuordnen.

1.1 Unterscheidung von emotionaler Reaktivität und Emotionsregulation

Emotionsregulation kann als eine Form der Affektkontrolle verstanden werden (neben weiteren Unterformen wie beispielsweise *Stimmungs*regulation, *Impuls*regulation und *Stress*regulation; vgl. Gross, 2013). Sie ist zu unterscheiden von emotionaler Reaktivität. Emotionale Reaktivität bezieht sich auf die emotionale Reaktion auf einen Reiz hin, z. B. die Reizstärke, die notwendig ist, um eine emotionale Reaktion auszulösen. So können z. B. ängstliche Kinder eine größere Reaktivität auf einen bedrohlichen Reiz zeigen, haben aber im Vergleich zu wenig ängstlichen Kindern nicht notwendigerweise ausgeprägtere Defizite in einer wirksamen Emotionsregulation (Carthy et al., 2010). Sie sind aber u. U. häufiger (heraus)gefordert, ihre ängstlichen Gefühle zu regulieren. Obwohl die Anwendung einer Regulationsstrategie (in der Studie von Carthy et al., 2010: *cognitive reappraisal*) ähnlich wirksam war wie bei weniger ängstlichen Kindern, wurde sie von den ängstlichen Kindern im Alltag seltener eingesetzt. Die Wirksamkeit einer eingesetzten Emotionsregulationstrategie ist also zu unterscheiden von der Häufigkeit ihres Einsatzes. Für eine Intervention bedeutet dies, dass bei ihrer Entwicklung darauf geachtet wird, die Anwendung der Strategie im Alltag zu fördern, z. B. indem der Zugang zu der Strategie erhöht wird.

1.2 Entwicklung von Emotionsregulationskompetenzen

Nach Lewis (1998) gilt es als eine zentrale Entwicklungsaufgabe, mit den eigenen Emotionen und mit den Emotionen anderer umgehen zu lernen. Dabei lassen sich mindestens drei Entwicklungslinien unterscheiden (Holodynski & Friedlmeier, 2006; Lohaus & Glüer, 2017):

a) *Von basalen zu komplexen Regulationsprozessen:* Die ontogenetisch frühesten Regulationsprozesse beziehen sich auf die Regulation basaler Bedürfnisse (wie die Regulation von Hunger- und Sättigungsgefühlen etc.). Im Laufe der ersten Lebensjahre übernehmen dann höhere kortikale Regionen (wie der präfrontale Kortex) zunehmend die Regulationssteuerung. Da auch im Jugendalter noch kortikale Restrukturierungen stattfinden, kommt es in diesem Lebensabschnitt nicht selten zu Problemen bei der Emotionsregulation. Erst im Übergang vom Jugend- zum Erwachsenalter kommt es zu einer allmählichen Stabilisierung der Emotionsregulationskompetenzen.
b) *Von der Fremd- zur Selbstregulation:* Wenn ein Säugling seine Bedürfnisse regulieren will, ist er in den meisten Fällen auf die Unterstützung durch eine Bezugsperson angewiesen. Erst allmählich ist er in der Lage, erste Selbstregulationsstrategien einzusetzen (z. B. durch Lutschen an den eigenen Fingern). Im Laufe der Entwicklung kommt es zunehmend zu einem Übergang von der Fremdregulation von Emotionen durch Bezugspersonen zur Selbstregulation. Bei diesem Übergang von der Fremd- zur Selbstregulation spielt u. a. das emotionale Referenzieren eine Rolle. Dies bedeutet, dass das Kind die emotionale Bedeutung einer Situation aus dem Emotionsausdruck und der Reaktion der Bezugsperson (z. B. aus dem ängstlichen Gesicht der Mutter) abzuleiten versucht (Feinman, 1992). Das Kind nutzt also zunächst noch Signale aus der sozialen Umgebung (z. B. den Gesichtsausdruck), die ihm bei der Einschätzung der emotionalen Bedeutung einer Situation helfen. Im Laufe des Entwicklungsprozesses gelingt es dem Kind in zunehmendem Maße, Strategien zu entwickeln, um selbstständig mit den eigenen Emotionen (und auch den Emotionen anderer) umzugehen. Das Repertoire an Emotionsregulationsstrategien steigt also zunehmend an.
c) *Vom äußeren zum inneren Emotionsausdruck:* Im Laufe der Entwicklung wird der Emotionsausdruck zunehmend nach innen verlagert. Während man einem kleinen Kind sein emotionales Erleben (z. B. seine Traurigkeit) häufig unmittelbar ansehen kann, fällt dies mit zunehmendem Alter schwerer, weil das ältere Kind gelernt hat, seine Emotionen zu verbergen und über das eigene emotionale Erleben hinweg zu täuschen. Der Emotionsausdruck folgt zunehmend den jeweils geltenden sozialen Normen und kann vom tatsächlichen emotionalen Erleben abgekoppelt sein. Da hier die sozialen Normen eine wichtige Rolle spielen, kann es auch zu kulturellen Unterschieden hinsichtlich des Emotionsausdrucks (und den damit verbundenen Ausdrucksregeln) kommen.

Diese grundsätzlichen Entwicklungsschritte sind notwendig, um Kompetenzen zum Umgang mit Emotionen aufzubauen. Emotionale Kompetenzen sind jedoch vielschichtig und umfassen eine Reihe unterschiedlicher Teilkompetenzen. Nach Rindermann (2009) sind zumindest die folgenden Kompetenzen zu unterscheiden:

- Erkennen eigener Emotionen: Hierbei geht es um die Fähigkeit, Gefühle bei sich selbst wahrnehmen und verstehen zu können;
- Erkennen von Emotionen bei anderen: Darunter wird die Fähigkeit gefasst, die Gefühle bei anderen Personen an ihrem Verhalten, ihren sprachlichen oder mimisch-gestischen Äußerungen zu erkennen;
- Regulation und Kontrolle eigener Emotionen: Dies bezieht sich auf die Fähigkeit, mit eigenen Gefühlen umgehen zu können (Bewältigung extremer Gefühlszustände, Veränderung negativer in positive oder neutrale Gefühlszustände);
- Fähigkeit zum Emotionsausdruck: Hierbei geht es um die Kompetenz, eigene Emotionen in angemessener Form zeigen zu können;
- Regulation und Umgang mit den Gefühlen anderer. Hierbei geht es darum, mit den Gefühlen anderer Personen umgehen und sie ggf. positiv beeinflussen zu können;
- Einstellungen zu Gefühlen: Dies bezieht sich auf positive Einstellungen zu Gefühlen (Bereitschaft, sich mit Gefühlen zu befassen und sie verstehen zu wollen).

An dieser Aufzählung wird deutlich, dass die oben aufgeführten drei Entwicklungslinien zwar wichtige Grundlagen für die emotionale Entwicklung legen, dass die Emotionsregulationskompetenzen jedoch vielschichtiger sind. Es kann davon ausgegangen werden, dass auf allen sechs Dimensionen, die bei Rindermann (2009) beschrieben werden, Entwicklungsprozesse stattfinden, die weit in das Erwachsenenalter hineinreichen. Ein Emotionsregulationstraining sollte dementsprechend auf die Förderung eines breiten Spektrums an emotionalen Kompetenzen ausgerichtet sein.

1.3 Emotionsregulationsstrategien und ihre Klassifikation

Nach Barnow (2012, S. 112) geht es bei der Emotionsregulation um die „Initiation von neuen oder die Änderung bereits bestehender Emotionen, des weiteren die Akzentuierung, Verringerung, Unterdrückung oder Aufrechterhaltung emotionaler Reaktionen“ (vgl. auch Gross & John, 2003; Sloan & Kring, 2007). Es lassen sich verschiedene Maßnahmen unterscheiden, die eingesetzt werden können, um eine Emotionsregulation zu erreichen. Es gibt unterschiedliche Klassifikationssysteme, um verschiedene Emotionsregulationsstrategien zu ordnen (vgl. Barnow, 2012), wobei die Unterscheidung zwischen *funktionalen* und *dysfunktionalen* Regulationsstrategien eine weite Verbreitung gefunden hat. Diese Unterscheidung findet sich beispielsweise in dem Fragebogen zur Erhebung der Emotionsregulation bei Kindern und Jugendlichen (FEEL-KJ) von Grob und Smolenski (2009). Dort werden problemorientiertes Handeln, Zerstreuung, Stimmung anheben, Akzeptieren, Vergessen, Umbewerten und kognitives Problemlösen als adaptive Emotionsregulationsstrategien zusammengefasst. Als maladaptive Regulationsstrategien gelten dagegen Aufgeben, aggressives Verhalten, Rückzug, Selbstabwertung und Perseveration. Nach Barnow (2012) sind funktionale Emotionsregulationsstrategien dadurch gekennzeichnet, dass sie unangenehme Folgen von Emotionen minimieren und somit eine längerfristige Ziel- und Bedürfnisbefriedigung ermöglichen. Dysfunktionale Emotionsregulationsstrategien sind dagegen in geringerem Maße dazu geeignet, ungewollte emotionale Zustände zu beenden. Sie wirken vielmehr längerfristig einer Zielerreichung bzw. Bedürfnisbefriedigung entgegen und beeinträchtigen dadurch das psychosoziale Befinden, ggf. bis hin zur Entstehung von psychischen Störungen. Wenn es darum geht, Emotionsregulationsstrategien mittels eines Trainings zu beeinflussen, steht vor allem die Stärkung funktionaler und die Reduktion dysfunktionaler Emotionsregulationsstrategien im Vordergrund. Es ist jedoch zu berücksichtigen, dass eine Trennung in funktional und dysfunktional nicht immer von vornherein möglich ist (vgl. Gross, 2013). Auch ist anzumerken, dass in dieser Differenzierung häufig eine Form der Handlungskontrolle angestrebt wird, die darauf abzielt, unangenehme Gefühlszustände zu vermindern und angenehme Gefühle zu erhöhen. Es kann aber durchaus auch als adaptiv gelten, eine höhere Toleranz und Akzeptanz von „negativen“ Gefühlen zu entwickeln, statt sie herunter zu regulieren. Der Ausdruck und die Regulation von Gefühlen sind situativ mitbedingt, da die Emotionsregulation zielorientiert ist (Hoeksma, Oosterlaan & Schipper, 2004). So zeigen sich in Studien z. B. in Abhängigkeit verschiedener Vignetten (die in der Regel unterschiedliche Situationen darstellen) auch unterschiedliche Angaben zur Emotionsregulation (Reijntjes Stegge, Terwogt & Hurkens, 2007). Auch sind der Ausdruck und die Regulation solcher Gefühlszustände vermutlich kulturell mitgeprägt. Die Entwicklung einer Intervention sollte die Situationsspezifität berücksichtigen, und ihre Anwendung in unterschiedlichen kulturellen Kontexten sollte sorgfältig auf ihre Passung geprüft werden.

Eine weitere Unterscheidung bezieht sich auf die Differenzierung zwischen Regulationsmechanismen, die unter *willkürlicher* Kontrolle stehen, und solchen, die in erster Linie *automatisiert* ablaufen. Dies bedeutet, dass Emotionen auch ohne willentliche Kontrolle verändert werden können. Diese Unterscheidung steht allerdings bei einem Training weniger stark im Vordergrund, da zumindest bei der Implementierung von Emotionsregulationsstrategien zunächst die willkürliche Kontrolle dominiert. Erst mit zunehmender Erfahrung mit trainierten Strategien kommt eine Zunahme der Automatisierung in Betracht.

Weiterhin kann zwischen *antizipatorischen* und *reaktiven* Emotionsregulationsstrategien unterschieden werden. Antizipatorische Strategien beziehen sich auf Zeitabschnitte, die der Entstehung einer Emotion vorausgehen und damit die Entstehung einer Emotion beeinflussen können (wie z. B. das Vermeiden einer Situation, die eine bestimmte Emotion auslösen könnte). Reaktive Strategien fokussieren dagegen auf die unmittelbare emotionale Reaktion und versuchen sie zu beeinflussen (abzuschwächen oder zu verstärken; In-Albon, 2013a). In dem vorliegenden Trainingsansatz werden sowohl antizipatorische als auch reaktive Emotionsregulationsstrategien thematisiert.

1.4 Emotionsregulationsprobleme und die Entwicklung von Psychopathologien

Wenn man nach der praktischen Relevanz eines Emotionsregulationstrainings fragt, dann lassen sich dazu Hinweise aus Zusammenhängen zwischen Emotionsdysregulationen und der Entstehung von Psychopathologien entnehmen. So weisen Suveg und Zeman (2004) darauf hin, dass Kinder mit Angststörungen erheblich mehr Probleme berichten, Emotionen wie Trauer und Wut zu verarbeiten, und weniger Vertrauen in ihre Fähigkeit haben, ihre Emotionen zu regulieren, als Kinder ohne Angststörungen. Nach Nolen-Hoeksema und Morrow (1991) finden sich bei Jugendlichen mit Depressionssymptomen in erhöhtem Maße dysfunktionale Emotionsregulationsstrategien, wobei hier insbesondere ruminative Tendenzen benannt werden. Solche Auffälligkeiten finden sich auch schon, wenn die depressiven Beschwerden vorhanden sind, aber noch nicht das Ausmaß einer psychischen Störung aufweisen (Reijntjes et al., 2007). Ein geringes Emotionsverständnis und Probleme, negative Emotionen zu regulieren, wurden darüber hinaus in erhöhtem Maße bei Kindern mit aggressivem Verhalten gefunden (Bohnert, Crnic & Lim, 2003). Weiterhin konnten Zusammenhänge zwischen Emotionsregulationsproblemen und Essstörungen belegt werden (Sim & Zeman, 2006).

In einer Metaanalyse zum Zusammenhang von Emotionsregulationsstrategien und psychischen Beschwerden berichten Aldao, Nolen-Hoeksema und Schweizer (2010) mehr als 240 Effektstärken aus 114 quer- und längsschnittlichen Studien, von denen sich zwölf auf das Kindes- und Jugendalter beziehen. Sie wählten nur Studien aus, die die Emotionsregulation im Selbstbericht erfassten, und fanden moderate bis starke Zusammenhänge zwischen maladaptiven Strategien (Rumination, Vermeidung und Unterdrückung) und psychischen Beschwerden. Umgekehrt waren die psychischen Beschwerden reduziert bei adaptiven Strategien. Hier zeigten sich moderate bis große Effekte für die adaptive Strategie „Problemlösen" und kleine bis moderate für andere adaptive Strategien (wie kognitive Neubewertung und Akzeptanz). Der Zusammenhang war in dieser Sekundäranalyse daher größer für maladaptive als für adaptive Strategien. Allerdings wurden viele Studien mit Studierenden („college students") durchgeführt und bezogen nichtklinische Stichproben ein. In der Tat berichtete die Autorengruppe, dass die Art der Stichprobe (Menschen mit psychischen Beschwerden/Stichprobe ohne ausgeprägte psychische Beschwerden) einen bedeutsamen Einfluss auf die Größe des Zusammenhangs hatte.

Aldao und Nolen-Hoeksema (2011) untersuchten in einer Folgestudie, wann adaptive Strategien psychische Beschwerden am besten vorhersagen. Dabei gab es zwei Hypothesen: die Interferenzhypothese und die Kompensationshypothese. Ihre Idee war, dass adaptive Strategien ihre Wirkung im Zusammenhang mit der Ausprägung maladaptiver Strategienutzung entfalten. Die *Interferenzhypothese* geht davon aus, dass die Nutzung maladaptiver Strategien mit der (zusätzlichen) Nutzung adaptiver Strategien interferiert. Verantwortlich dafür könnte eine Verengung der Aufmerksamkeit sein, wenn maladaptive Strategien angewandt werden, sodass keine ausreichenden Ressourcen mehr für die Verarbeitung der Umgebungsreize und des Kontexts zur Verfügung stehen. Diese Hypothese würde implizieren, dass bei stärkerer Nutzung maladaptiver Strategien der Zusammenhang zwischen psychischen Beschwerden und adaptiven Strategien abnehmen sollte. Die *Kompensationshypothese* hingegen nimmt an, dass adaptive Strategien erst ihre Wirkung entfalten können, wenn auch maladaptive Strategien genutzt werden und dass es in der Tat von der dann vorhandenen Ausprägung dieser adaptiven Strategien abhängt, in welchem Ausmaß psychische Beschwerden auftreten. Diese Hypothese sagt vorher, dass der negative Zusammenhang zwischen adaptiven Emotionsregulationsstrategien und psychischen Beschwerden zunehmen sollte, wenn auch vermehrt maladaptive Strategien genutzt werden. In einer längsschnittlichen Untersuchung mit über 1 300 Erwachsenen fanden die Autoren querschnittlich Unterstützung für die Kompensationshypothese. Prospektiv fand sich hingegen keine Vorhersagekraft der adaptiven Strategien. Ob sich dieses Ergebnismuster auch bei Kindern und Jugendlichen finden würde, ist unklar. Aber sowohl die Kontextabhängigkeit der Emotionsregulation als auch die potenziell protektive Wirkung adaptiver Strategien sprechen dafür, das Repertoire an Strategien zu erhöhen und dabei vor allem auf die Förderung adaptiver Strategien zu achten.

Diese Ideen werden unterstützt von einer neueren empirischen Studie mit Kindern und Jugendlichen im Alter von 8 bis 18 Jahren (Studie 1) bzw. 10 bis 14 Jahren (Studie 2) von Braet und Kollegen (2014): Sie untersuchten an zwei Schulstichproben mit insgesamt 560 Kindern und Jugendlichen ebenfalls den Zusammenhang zwischen psychischen Beschwerden und Emotionsregulationsstrategien. Im Kindes- und Jugendalter fanden sich deutlichere Zusammenhänge von psychischen Beschwerden mit Defiziten in der Nutzung adaptiver Strategien (als mit der Nutzung maladaptiver Strategien). Insbesondere bei depressiven Beschwerden fanden sich auch engere Zusammenhänge zu maladaptiven Strategien. Problemlösen und Akzeptieren als zwei adaptive Strategien waren über verschiedene Symptomcluster des Diagnostischen und Statistischen Manuals Psychischer Störungen (DSM; affektive, ängstliche, somatische, oppositionelle, aggressive oder aufmerksamkeitsschwache Symptomatik) ähnlich stark mit der Symptomatik korreliert, was von den Autoren als Beleg für ihre transdiagnostische Relevanz interpretiert wurde (vgl. auch Kring, 2008). Dieses Ergebnis unterstützt den Ansatz, ein Training zur Emotionsregulation für alle Kinder zu entwickeln, unabhängig von ihrer primären Symptomatik. Der größere Zusammenhang der (geringeren) Nutzung adaptiver Strategien mit psychischen Beschwerden findet sich auch in Studien mit Kindern aus Deutschland (z. B. bei Kindern mit ADHS: Schmitt, Gold & Rauch, 2012; Greuel, Reinhold, Wenglorz & Heinrichs, 2015). Es gibt aber auch Hinweise, dass sowohl weniger adaptive als auch mehr maladaptive Strategien zum Einsatz kommen, z. B. bei sozial ängstlichen Kindern (Lange & Tröster, 2014). Insofern sollte eine Intervention auch darauf achten, maladaptive Strategien zu thematisieren.

In einigen Studien zeigte sich, dass Emotionsregulationskompetenzen als Mediatoren infrage kommen, wenn Kinder in ungünstigen sozialen Situationen aufwachsen. Eine Studie von Alink, Cicchetti, Jungmeen und Rogosch (2009) untersuchte beispielsweise mediierende und moderierende Einflüsse auf den Zusammenhang zwischen Misshandlung und Psychopathologie. Die Ausgangsvermutung war dabei, dass misshandelte Kinder nicht nur eine stärker beeinträchtigte Emotionsregulation und eine vermehrte Psychopathologie aufweisen, sondern dass der Effekt der Misshandlung auf die Psychopathologie zumindest teilweise über die Emotionsregulation vermittelt ist. In der Tat zeigte sich, dass das Risiko der Entwicklung einer psychischen Störung mediiert wird durch die Emotions(dys)regulation, jedoch nur für Kinder mit unsicherer Bindung an die Mutter. Emotionsregulation stellt daher eine entscheidende Einflussvariable in der Beziehung zwischen Misshandlung und Psychopathologie dar. Diese Studie zeigte aber auch, dass nicht alle misshandelten Kinder Emotionsregulationsdefizite aufweisen und dass dies vor allem auf die Qualität der Eltern-Kind-Beziehung zurückzuführen ist. Leider handelte es sich bei der Studie – wie bei vielen anderen – um eine Querschnittstudie, was die Schlussfolgerungsmöglichkeiten beschränkt.

Eine mediierende Wirkung von Emotionsregulationskompetenzen konnten weiterhin auch Cummings, El-Sheikh, Kouros und Buckhalt (2009) zeigen. Nach den Ergebnissen dieser Studie bestimmen die Emotionsregulationskompetenz und die physiologische Reaktivität des Kindes mit, wie sich partnerschaftliche Gewalt auf die Kinder auswirkt. Cummings et al. (2009) entwerfen dementsprechend ein biopsychosoziales Modell, in dem Emotionsregulationsprozesse als Mediator eine zentrale Stellung einnehmen.

Nach Southam-Gerow und Kendall (2002) konzentrieren sich viele Studien mit Kindern, die psychische Auffälligkeiten zeigen, vor allem auf den Emotions*ausdruck*. Dabei ergeben sich nach Southam-Gerow und Kendall (2002) drei Muster von Emotionsregulationsstrategien, die sich gehäuft bei Kindern mit psychischen Auffälligkeiten zeigen und die gleichzeitig in der Regel als Ausdruck suboptimaler Emotionsregulation gelten können:

- Unterdrückung des Emotionsausdrucks,
- schlechte Kontrolle des Emotionsausdrucks,
- nicht normativer Ausdruck von Emotionen.

Diese emotionalen Auffälligkeiten finden sich den Autoren zufolge sowohl bei autistischen Kindern als auch bei depressiven, misshandelten oder verhaltensgestörten Kindern. Sie umfassen jedoch nur einen Teil des Spektrums an potenziellen dysfunktionalen Emotionsregulationsstrategien.

Nach dem derzeitigen Forschungsstand ist es allerdings nicht möglich, Emotionsregulationsdefizite mit spezifischen Entwicklungspfaden in Verbindung zu bringen. So ist es nach Southam-Gerow und Kendall (2002) denkbar, dass die Unterdrückung eines Emotionsausdrucks bei misshandelten Kindern als Konsequenz zu internalisierenden Problemen führt. Es ist jedoch ebenso möglich, dass die Emotionsunterdrückung im Laufe der weiteren Entwicklung zu Problemen bei der Emotionskontrolle führt, sodass als Folge externalisierende Probleme auftreten. Ebenso ist das komorbide Auftreten von internalisierenden und externalisierenden Problemen denkbar. Wie die Autoren schlussfolgern, können beim derzeitigen Stand der Forschung keine spezifischen Korrelate identifiziert werden, die zu spezifischen Entwicklungsergebnissen führen. Es ist also von einer Multifinalität auszugehen, was bedeutet, dass ähnliche Ausgangslagen (hinsichtlich der Emotionsregulationsdefizite) zu unterschiedlichen Entwicklungsergebnissen führen können (Heinrichs & Lohaus, 2011).

Man kann also zusammenfassend davon ausgehen, dass spezifische Emotionsregulationsmuster im Zusammenhang stehen zu psychischen Störungen. Diese Zusammenhänge sind nach Southam-Gerow und Kendall (2002) naheliegend, da einige Kennzeichen von Emotionsregulationsmustern (wie eine übermäßige oder zu geringe Emotionskontrolle) gleichzeitig Kennzeichen von einzelnen Störungsbildern sind. In einem Rückgriff auf die Unterteilung in internalisierende und externalisierende Störungsbilder gelangt Barnow (2012) zu der Schlussfolgerung, dass internalisierende Störungsbilder (wie Ängste oder Depressionen) häufig mit einer Überregulierung positiver und einer Unterregulierung negativer Emotionen einhergehen. Als Folge werden kaum positive Emotionen erlebt. Gleichzeitig werden die emotionalen Reaktionen verstärkt nach innen verlagert. Grundlage kann eine Angst- oder Depressionsneigung sein, die durch die überkontrollierte Emotionsregulation möglicherweise weiter verstärkt wird. Externalisierende Störungsbilder (wie Aufmerksamkeitsdefizit-/Hyperaktivitätsstörungen, Störungen des Sozialverhaltens) gehen verstärkt mit einer Unterregulierung negativer Emotionen (wie Wut oder Ärger) einher. Dies bedeutet, dass emotionalen Impulsen (z. B. aggressiven Impulsen) sehr schnell nachgegeben wird. Als Konsequenz treten diese Emotionen verstärkt zutage und führen zu sozialen Problemen für die Betroffenen.

Der besondere Stellenwert der Emotionsregulation für die psychosoziale Anpassung wird insbesondere im Tripartite-Modell von Morris, Silk, Steinberg, Myers und Robinson (2007) hervorgehoben. In diesem Modell werden Emotionsregulationskompetenzen als entscheidende Wirkfaktoren für die Güte der psychosozialen Anpassung

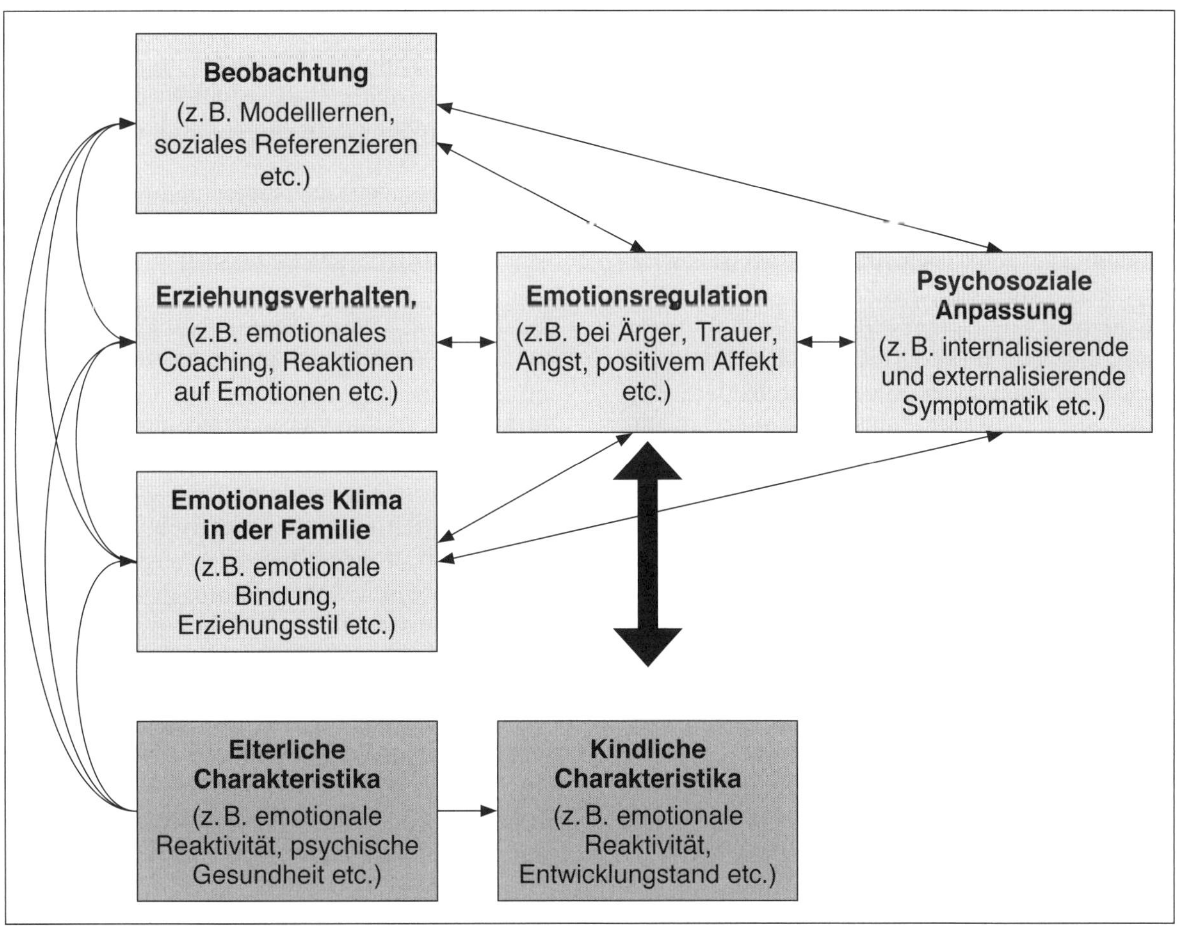

Abbildung 1: Das „Tripartite-Modell" des Einflusses der Familie auf die kindliche Emotionsregulation und die psychische Anpassungsleistung (nach Morris et al., 2007)

gesehen, wobei die Regulationskompetenzen ihrerseits durch Beobachtung (z. B. Modelllernen), emotionsbezogene Erziehungspraktiken und das emotionale Familienklima geprägt werden (vgl. Abb. 1). Die Eltern und Kinder innerhalb einer Familie bringen jeweils individuelle Charakteristika (wie Temperamentsmerkmale, frühere Erfahrungen, psychische Probleme) mit, die sich entsprechend positiv oder negativ auf die familiären Einflussgrößen sowie die Emotionsregulationskompetenzen auswirken können. Dieses Modell weist nicht nur auf die hohe Bedeutung von Emotionsregulationskompetenzen für die psychosoziale Anpassung hin, sondern es zeigt auch die Relevanz des familiären Kontextes für die Entwicklung von Emotionsregulationskompetenzen. Gleichzeitig weist es darauf hin, dass in diesem Zusammenhang auch spezifische individuelle Charakteristika der Familienmitglieder von Bedeutung sind.

Da es offenbar eindeutige Zusammenhänge zwischen Emotionsregulationskompetenzen und der Entstehung von Psychopathologien gibt, wird vorgeschlagen, die Emotionsregulationskompetenzen von Kindern frühzeitig zu stärken (In-Albon, 2013b). Es geht dabei um das frühzeitige Erlernen angemessener Formen des Emotionsausdrucks, um das Emotionsverständnis sowie um die Vermittlung funktionaler (und die Reduktion dysfunktionaler) Emotionsregulationsstrategien. Wenn bei Kindern noch keine ausgeprägten psychischen Beschwerden vorliegen, handelt es sich um einen präventiven Ansatz der Förderung von Emotionsregulation. Des Weiteren könnte es auch sinnvoll sein, Emotionsregulationsprozesse dann zu fördern, wenn erste (subklinische) Symptome auftreten. Hier würde es sich noch immer um einen präventiven Ansatz handeln, allerdings nun im Bereich der indizierten Prävention, der manchmal auch schon als (klinischer) Interventionsbereich gilt. Schließlich wäre auch denkbar, einen transdiagnostischen Therapieansatz zu verfolgen und ein Emotionsregulationstraining als zusätzliches Modul in der psychotherapeutischen Behandlung von Kindern einzusetzen, unabhängig davon, welche spezielle Diagnose diese aufweisen. Dafür spricht beispielsweise, dass Kinder einer ambulanten Inanspruchnahme-Einrichtung mit unterschiedlichen psychischen Störungen ähnliche Defizite in der Emotionsregulation aufweisen und eine störungsspezifische Ausprägung nicht so klar zu erkennen ist, dass dies gegen einen transdiagnostischen Ansatz spräche (Braet et al., 2014; Greuel, Reinhold, Wenglorz & Heinrichs, 2015). In welchem Setting und mit welchen Adressaten (Kinder ohne, mit wenigen oder mit ausgeprägten psychischen Beschwerden) das Training erfolgreich durchgeführt werden kann, ist eine empirische Frage. Aus theoretischen Erwägungen ist ein Einsatz eines solchen Moduls vielversprechend, gleichwohl man betonen muss, dass der Zusammenhang mit psychischen Beschwerden keine Kausalität impliziert und dass eine Intervention unabhängig von der Kausalität Wirkung zeigen kann (aber nicht muss).

Im Folgenden soll auf die einzelnen Phasen des Emotionsregulationsprozesses eingegangen werden, um die möglichen Eingriffspunkte für ein Training in diesem Bereich genauer zu spezifizieren. Da das vorliegende Training sich in erster Linie an Kinder richtet, liegt der Schwerpunkt dabei auf der intrapsychischen Emotionsregulation, obwohl das Tripartite-Modell verdeutlicht, dass auch der soziale Kontext an der Entwicklung von Emotionsregulationskompetenzen einen entscheidenden Anteil hat. Um diesem Umstand Rechnung zu tragen, kann es sinnvoll sein, das hier beschriebene Training für Kinder um Anteile zu ergänzen, die sich an die Eltern richten. Auch dazu werden Anregungen in das Training integriert.

1.5 Phasen des Emotionsregulationsprozesses

Das vorliegende Emotionsregulationstraining bezieht sich vorrangig auf das intrapsychische Modell der Emotionsregulation von Gross (1998, 2002, 2013), das im Wesentlichen auf Selbstregulationsprozesse bezogen ist. Obwohl sicherlich auch Fremdregulationsprozesse in den angezielten Altersabschnitten (Kindergarten- und Grundschulalter) stattfinden, hat ein Übergang von der Fremd- auf die Selbstregulation in diesem Entwicklungsabschnitt grundsätzlich stattgefunden, sodass ein Fokus auf die Beeinflussung intrapsychischer Regulationsprozesse sinnvoll ist.

In dem Modell von Gross wird der zeitliche Ablauf des Emotionsregulationsprozesses thematisiert. Grundsätzlich werden dabei die Phasen *Situation, Aufmerksamkeit, Bewertung* und *Reaktion* unterschieden. Dies bedeutet, dass die Sequenz zunächst mit einer psychologisch relevanten Situation startet. Es kann sich dabei um eine internal (also z. B. gedanklich erzeugte) oder external entstandene Situation handeln. Auf diese Situationen kann in mehr oder weniger deutlichem Ausmaß Aufmerksamkeit gerichtet werden. Es folgt eine Bewertung im Hinblick auf Faktoren wie Relevanz, Vertrautheit oder Valenz (positiv oder negativ). Als Konsequenz kommt es zu einer emotionalen Reaktion, die sich als Veränderung im Erleben und Verhalten sowie in neurobiologischen Veränderungen abbilden kann. Obwohl dieser Ablauf als zeitlich organisiert aufgefasst wird, können die Prozesse nahezu parallel ablaufen. Weiterhin sind Rückkopplungsprozesse möglich, indem beispielsweise die emotionalen Reaktionen auf die Situation und ihre Bewertung zurückwirken. Diese Rückkoppelungsprozesse erschweren auch die weiter oben beschriebene Trennung in antizipatorische und reaktive Emotionsregulationsstrategien.

Nach dem Emotionsregulationsmodell von Gross lassen sich fünf Klassen von Emotionsregulationsstrategien unterscheiden, die sich den verschiedenen Phasen des Emotionsregulationsprozesses zuordnen lassen. Es handelt sich um:
a) Situationsauswahl,
b) Situationsmodifikation,
c) Aufmerksamkeitslenkung,
d) kognitive Veränderung,
e) Reaktionsmodulation.

Bei der *Situationsauswahl* geht es darum, Situationen (Personen, Orte, Ereignisse) aktiv aufzusuchen oder zu vermeiden, die die Auftretenswahrscheinlichkeit bestimmter Emotionen erhöhen oder reduzieren. So kann beispielsweise zur Stimmungsaufhellung die Auswahl einer Slapstick-Komödie bei einem Kinobesuch möglicherweise besser geeignet sein als die Auswahl eines Melodrams mit tragischem Ausgang. Es geht also hier darum, durch die Auswahl geeigneter Situationen das eigene emotionale Erleben zu beeinflussen.

Bei der *Situationsmodifikation* geht es darum, durch geeignete Maßnahmen die Situation so zu beeinflussen, dass die emotionale Reaktion verändert wird. In dem Kinobeispiel könnte eine Person, die weiß, dass sie nach dem Besuch eines Horrorfilms große Angst hat, noch allein nach Hause zu gehen, eine Begleitperson mitnehmen, sodass sie auf dem Heimweg nicht allein ist. Man hätte die angsterzeugende Situation zwar auch durch eine geeignete Situationsauswahl vermeiden können (z. B. durch Auswahl eines Actionfilm anstelle des Horrorfilms), aber wenn dennoch eine Entscheidung für einen Horrorfilm getroffen wurde, kann die Situation nunmehr beeinflusst werden, um so die potenziell negativen Emotionen zu reduzieren.

Bei der *Aufmerksamkeitslenkung* erfolgt eine Beeinflussung von Emotionen dadurch, dass die Aufmerksamkeit auf bestimmte Situationsaspekte gerichtet wird, die entweder zu einer Verstärkung oder Abschwächung von Emotionen beitragen. So könnte man beispielsweise ein Drama mit komödiantischen Elementen besuchen und die Aufmerksamkeit ausschließlich auf die komödiantischen Elemente richten und alles andere, was möglicherweise die Stimmung beeinträchtigen könnte, ausblenden. Als extremes Beispiel einer Aufmerksamkeitslenkung kann eine Ruminationstendenz gesehen werden, da dadurch die Aufmerksamkeit beständig über längere Zeiträume auf bestimmte Probleme gerichtet ist, was mit negativen Gefühlszuständen (z. B. depressiven Gefühlen) einhergehen kann. Aufmerksamkeitslenkung kann dementsprechend auf unterschiedliche Weise erfolgen und sowohl äußere Handlungen zur Aufmerksamkeitslenkung (wie das Schließen der Augen) als auch Gedanken umfassen.

Kognitive Veränderung bezieht sich auf Veränderungen der Situationsbewertung, um dadurch die emotionale Bedeutung einer Situation zu verändern. Die Bewertung kann sich dabei auf die Situation selbst beziehen, aber auch auf die eigenen Möglichkeiten, mit der Situation umzugehen. Wenn die eigenen Bewältigungsmöglichkeiten positiv eingeschätzt werden, kann beispielsweise auch eine ursprünglich bedrohliche Situation in einem günstigeren Licht erscheinen. Eine Person, die das Betrachten eines Horrorfilms beängstigend findet, könnte sich beispielsweise vor und während des Films sagen, dass alles Gesehene nur gespielt ist und nichts mit der Realität zu tun hat. Die dadurch ausgelöste Veränderung in der Bewertung der Filminhalte könnte möglicherweise zu einer geringeren Angstauslösung führen.

Die bisher dargestellten Emotionsregulationsstrategien können als antizipatorische Strategien klassifiziert werden, da sie bereits im Vorfeld einer Emotionsentstehung eingesetzt werden können und damit die Art oder die Intensität einer entstehenden Emotion beeinflussen. Im Gegensatz dazu bezieht sich die *Reaktionsmodulation* auf die Regulation einer bereits vorhandenen Emotion. Es geht dabei darum, das emotionale Erleben und Verhalten sowie die physiologischen Reaktionen, die sich aus einer Emotion ergeben, zu beeinflussen. Je nach der Art der Emotion kann es dabei um eine Verstärkung oder um eine Abschwächung der emotionalen Reaktionen gehen. Wenn man sich beispielsweise entschlossen hat, allein im Kino einen Horrorfilm anzusehen und sich nun vor dem Heimweg fürchtet, können beispielsweise Selbstinstruktionen hilfreich sein. Bei der Reaktionsmodulation gibt es ein breites Spektrum möglicher Strategien, die an den verschiedenen Ebenen emotionaler Reaktionen ansetzen. Physiologische Reaktionen lassen sich beispielsweise auch durch Medikamente sowie Alkohol und Drogen beeinflussen. Auf der psychologischen Ebene sind beispielsweise die Suche nach sozialer Unterstützung oder Entspannungsverfahren zu nennen, aber auch destruktiv-ärgerbezogene Regulationsstrategien, die nach außen gerichtet sind und durch einen eher destruktiven Charakter gekennzeichnet sind (vgl. Lohaus, Eschenbeck, Kohlmann & Klein-Heßling, 2006), kommen hier infrage. Wie man an diesen Beispielen erkennen kann, kommen bei der Reaktionsmodulation sowohl adaptive Strategien, die eine psychosozial angemessene Emotionsregulation ermöglichen, als auch weniger adaptive Strategien in Betracht, die als Folge ihrer Anwendung zu weiteren Problemen führen können (z. B. zu einer Suchterkrankung oder ausgeprägten sozialen Problemen). In einer Metaanalyse von Webb und Kollegen (Webb, Miles & Sheeran, 2012) wurde in 306 experimentellen Vergleichen verschiedener Emotionsregulationsstrategien geprüft, welche der Strategien, die aus dem Prozessmodell der Emotionsregulation abgeleitet wurden, (besonders) wirksam sind. Insbesondere Ablenkung, Neubewertung der eigenen Reaktion und der Auslöser sowie die Unterdrückung des Ausdrucks (nicht des Erlebens) emotionaler Reaktionen und das Betrachten der Situationen aus einer möglichst objektiven Perspektive („Perspektivwechsel“) stellten sich in der Analyse als effektiv für die Regulation von Emotionen heraus. In einer aktuellen Übersicht von Quoidbach, Mikolajczak und Gross (2015) fassen die Autoren die vorhandene Evidenz für die Nutzung einzelner Strategien des Modells zur Erhöhung positiver Emotionen – vor, während und nach dem Erleben eines positiven Ereignisses – zusammen. Darüber hinaus unterscheiden sie zwischen der kurz- und langfristigen Erhöhung positiver Emotionen. Die meiste Evidenz ergibt sich hier ebenfalls für die Strategie der Aufmerksamkeitslenkung, die sowohl kurz- als auch langfristig in dieser Hinsicht die stärkste empirische Basis vorweisen kann (gefolgt von Reaktionsmodulation und kognitiver Veränderung). Für die Bereiche der Situationsselektion und -modifikation gibt es hingegen weniger Hinweise auf ihre Wirksamkeit.

Das hier vorgestellte Emotionsregulationstraining für Kinder basiert auf der theoretischen Konzeption von Gross (2013). Das Training enthält dementsprechend altersgerechte Übungen, die die Teilprozesse der Emotionsregulation (Situationsselektion, Situationsmodifikation, Aufmerksamkeitslenkung, kognitive Veränderung und Reaktionsmodulation) beeinflussen sollen. Es wird dabei davon ausgegangen, dass der Emotionsregulationsprozess über diese Teilprozesse beeinflussbar ist (vgl. Quoidbach et al., 2015).

Über diese grundlegende Konzeption hinausgehend wurden Übungen zu zwei Metakomponenten integriert, die ein grundlegendes Wissen zur Steuerung des Emotionsregulationsprozesses vermitteln. Dazu gehört Wissen über Emotionen (positive und negative Emotionen, Emotionsverständnis und Emotionsausdruck), da grundsätzlich nur dann ein selbstgesteuertes Eingreifen in Emotionsregulationsprozesse möglich ist, wenn die angezielten Emotionen verstanden (sowohl bei sich selbst als auch bei anderen Personen) und angemessen zum Ausdruck gebracht werden können (z. B. Kidwell et al., 2010).

Als weitere Metakomponente wird Wissen über emotionsbezogenes Problemlösen vermittelt. Hier geht es (im Sinne des Problemlöseansatzes) um die Suche nach Möglichkeiten, auf angemessene Weise mit Emotionen umzugehen, die in spezifischen Situationen ausgelöst werden. Es handelt sich hierbei insofern um eine Metakomponente, als die Suche nach Möglichkeiten zur Emotionsregulation alle Teilschritte (a) bis (e) aus der Konzeption von Gross (2013) umfassen kann. Das theoretische Grundkonzept des Trainings ist in Abbildung 2 zusammengefasst.

Dieses theoretische Konzept mit der Erweiterung um die beiden Metakomponenten erlaubt auch, die in der Metaanalyse von Aldao, Nolen-Hoeksema und Schweizer (2010) berichteten Emotionsregulationsstrategien einzuordnen, die nach dieser Sekundärstudie besonders relevant sind für die Entstehung von psychopathologischen Symptomen. Hierunter fielen vor allem Rumination, Vermeidung und Unterdrückung, die den antizipatorischen Emotionsregulationsprozessen zuzuordnen sind. Ein positiver Zusammenhang zwischen der Art der Emotionsregulation und der psychosozialen Anpassung ergab sich dagegen für

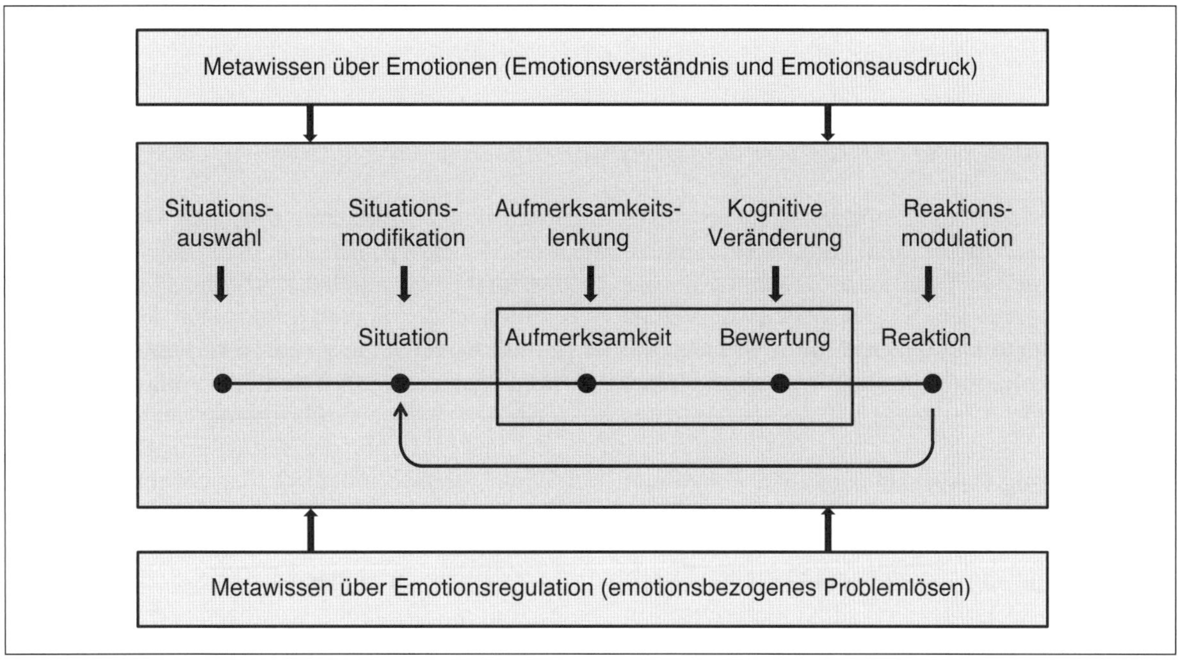

Abbildung 2: Theoretisches Konzept des Emotionsregulationstrainings für das Kindesalter auf der Basis der Konzeption von Gross (2013) sowie zweier erweiternder Metakomponenten

Problemlösekompetenzen. Letztere sind als emotionsbezogene Problemlösung durch die entsprechenden Metakomponenten in das Training integriert.

In der Metaanalyse von Aldao, Nolen-Hocksema und Schweizer (2010) wird gleichzeitig deutlich, dass der Bezug von Emotionsregulationsstrategien (wie Rumination, Vermeidung und Unterdrückung) zu internalisierenden deutlicher ist als zu externalisierenden Symptomatiken. Hierbei ist allerdings zu berücksichtigen, dass in dieser Metaanalyse substanzbezogene Störungen und Störungen des Essverhaltens als „externalisierend" klassifiziert wurden (im Vergleich zu der bei jüngeren Kindern häufig darunter zusammengefassten Symptomatik von oppositionellem, aggressivem Verhalten). Insbesondere die Unterdrückung und kognitive Neubewertung scheinen relevant zu sein für Kinder mit unterschiedlichen Angststörungen (Hughes, Gullone, Dudley & Tonge, 2010). Es sind also möglicherweise differenzielle Effekte für unterschiedliche Störungsgruppen zu erwarten bzw. zu prüfen.

Bevor auf die Umsetzung des Emotionsregulationsmodells von Gross (2013) in ein Trainingsprogramm eingegangen wird, soll im Folgenden zunächst auf bereits vorhandene Trainingsprogramme eingegangen werden, um dadurch mögliche Alternativen oder Ergänzungsmöglichkeiten aufzuzeigen.

Kapitel 2

Bereits vorhandene Trainingsprogramme

Trainingselemente, die Emotionsregulationskompetenzen thematisieren, sind grundsätzlich in vielen manualisierten Trainingsprogrammen für das Kindesalter enthalten. Es gibt jedoch nur wenige Trainings, die unmittelbar auf die Förderung von Emotionsregulationskompetenzen ausgerichtet sind.

Eine der wenigen Ausnahmen ist das Programm *Mich und Dich verstehen* von Bieg und Behr (2005), das als Präventionsansatz zur Wahrnehmung von und zum Umgang mit Gefühlen konzipiert wurde. Es richtet sich an Kindergruppen in einem Altersbereich von 8 bis 12 Jahren. Es gliedert sich in drei Epochen mit einer Dauer von jeweils vier Zeitstunden, die jedoch auf mehrere Termine verteilt werden können (insgesamt ca. 35 Schulstunden). Jede Epoche ist einem unterschiedlichen Thema gewidmet. Die Themen beziehen sich auf (a) Erkennen und Wahrnehmen eigener Gefühle, (b) Einfühlungsvermögen und (c) Angst- und Stressbewältigung. Die drei Epochen repräsentieren nach Bieg und Behr (2005) die Hauptanliegen des Programms, die darin bestehen, dass Kinder (a) die eigenen Gefühle und die Gefühle anderer besser erkennen, dass sie (b) ein besseres Einfühlungsvermögen erlangen und dass sie (c) Stress- und Angstsituationen adäquater bewältigen können. Das Programm setzt stark auf das Erkennen und Verstehen eigener und fremder Emotionen, während die Emotionsregulationskompetenzen im Vergleich dazu weniger Raum einnehmen. Der hohe Programmumfang kann in der (Schul-)Praxis problematisch sein, wobei andererseits zu konstatieren ist, dass das Programm dadurch eine Fülle an Übungen und Materialien enthält, aus denen ggf. eine Auswahl getroffen werden kann.

Ein weiteres Trainingsprogramm für Kinder, in dem die Förderung von Emotionsregulationskompetenzen eine große Bedeutung hat, ist das *Verhaltenstraining in der Grundschule* von Petermann, Koglin, Natzke und Marées (2013). Es handelt sich um ein Präventionsprogramm zur Förderung der emotionalen und sozialen Kompetenz sowie der Moralentwicklung im Grundschulalter (3. und 4. Klasse). Das Training besteht aus insgesamt 26 Einheiten mit einer Dauer von jeweils 45 bis 90 Minuten, die wiederum ein- bis zweimal wöchentlich durchzuführen sind. Die Gesamtdauer des Trainings kann sich damit über ein Schulhalbjahr erstrecken. Das Training bezieht sich zwar stark auf Emotionsregulationskompetenzen, ist jedoch darüber hinaus auch breiter ausgerichtet (z. B. auf die Verbesserung des moralischen Urteilsvermögens). Es ist ebenfalls zeitlich sehr umfangreich, bietet dabei jedoch auch den Vorteil, dass ein großer Umfang an Übungen und Materialien vorhanden ist, um ggf. eine Auswahl zu treffen. Zusätzlich erwähnenswert ist, dass es aus dieser Arbeitsgruppe weiterhin ein Verhaltenstraining für das Kindergartenalter gibt, das ebenfalls als primärpräventives Präventionsprogramm zur Förderung der emotionalen und sozialen Kompetenz konzipiert ist (Koglin & Petermann, 2013). Beide Programme können dadurch auch aufeinander aufbauend zum Einsatz gelangen.

Auch das Therapieprogramm zur Förderung emotionaler, sozialer und kognitiver Kompetenzen für Kinder mit Verhaltensproblemen (FESKKO; Maur & Schwenck, 2013), ein kognitiv-verhaltenstherapeutisches Gruppentherapieprogramm, welches von den Autoren als ein Baustein innerhalb einer psychotherapeutischen Behandlung von psychischen Störungen bei Kindern empfohlen wird, beinhaltet Sitzungen zur Förderung der Emotionsregulation. Es richtet sich an Kinder im Alter zwischen 7 und 13 Jahren, die Beeinträchtigungen in sozialen, kognitiven und emotionalen Kompetenzen aufweisen und ist modular aufgebaut. Zwei von acht Modulen widmen sich thematisch explizit den Gefühlen von Kindern (Modul 3: Erkennen und Wahrnehmen von Basisemotionen; Modul 6: Emotionsregulation und Problemlösen mit Fokus auf dem Umgang mit negativen Gefühlen). Es ist im Vergleich zu den anderen Programmen primär im psychotherapeutischen Bereich verankert.

Als weitere Trainingsprogramme, die eine starke Affinität zum Training von Emotionsregulationskompetenzen haben, können auch Stressbewältigungstrainings für Kinder gelten. Hierzu liegen für das Kindesalter das *Anti-Stress-Training* für

Kinder von Hampel und Petermann (2003) sowie das Stresspräventionstraining *Bleib locker* von Klein-Heßling und Lohaus (2012) vor. Typischerweise wird in Stressbewältigungstrainings u. a. der Umgang mit Emotionen, die sowohl als Ursache als auch als Folge von Stresserlebnissen auftreten können, thematisiert. Daher nehmen Emotionsregulationskompetenzen in diesen Trainings einen großen Stellenwert ein. Beide Trainings haben einen deutlich geringeren Umfang als die zuvor dargestellten Trainings (maximal acht Doppelstunden, wobei beim Anti-Stress-Training auch noch weniger umfangreiche Varianten vorgesehen sind). Das Anti-Stress-Training richtet sich an Kinder im Alter von 8 bis 13 Jahren, während das Bleib-locker-Training Kinder der 3. und 4. Grundschulklasse als Zielgruppe vorsieht.

Emotionsregulationskompetenzen spielen weiterhin eine Rolle in Trainings, die auf spezifische Problembereiche ausgerichtet sind. In diesem Zusammenhang sind insbesondere Trainings zu nennen, die auf eine Reduktion aggressiven Verhaltens bzw. auf Gewaltprävention abzielen. Als Beispiel kann das Programm *Faustlos* gelten, das aus drei Programmeinheiten zur (a) Empathieförderung, (b) Impulskontrolle und (c) zum Umgang mit Ärger und Wut besteht. Es liegen Programmvarianten für den Kindergarten, die Grund- sowie Sekundarstufe vor (Cierpka & Schick, 2011, 2014a, 2014b). Das Programm für die Grundschule erstreckt sich über insgesamt 51 Lektionen im zweiwöchentlichen Rhythmus (Kindergarten: 28 Lektionen) und gehört damit ebenfalls zu den sehr umfangreichen Programmen. Auch in anderen Trainings zum Aggressionsabbau und zur Gewaltprävention spielen Emotionsregulationskompetenzen eine wichtige Rolle (wie beispielsweise in dem *Training im Problemlösen* von Lösel et al., 2006).

Emotionsregulationskompetenzen sind nicht nur in Trainings bedeutsam, die auf externalisierende Probleme ausgerichtet sind, sondern auch in Trainings, die auf internalisierende Probleme abzielen. Da es hier unmittelbar um die Beeinflussung von Emotionen (wie Ängste oder Depressionen) geht, steht die Vermittlung von Emotionsregulationskompetenzen direkt im Fokus. Zu nennen sind in diesem Zusammenhang beispielsweise das *Freunde für Kinder*-Programm von Barrett, Webster und Turner (2003) oder das Programm *Treating Trauma and Traumatic Grief (TF-CBT)* von Cohen, Mannarino und Deblinger (2006), die sich an Kinder (und Jugendliche) mit Symptomen einer Posttraumatischen Belastungsstörung, Depression oder Angst richten.

Nicht zu allen Interventionsprogrammen liegen Hinweise auf empirische Überprüfungen ihrer Wirkungen in den jeweiligen Manualen oder in publizierten Studien vor. Bei denjenigen, zu denen es zugängliche Studien gibt, sind die empirischen Ergebnisse meist gemischt. Im Folgenden soll beispielhaft auf einige Evaluationsstudien eingegangen werden. So fand sich z. B. bei *Mich und Dich verstehen* als Ergebnis einer nicht randomisierten Evaluationsstudie, bei der 17 Schulklassen (N = 347) an der Intervention teilnahmen und weitere 6 Schulklassen (N = 126) die Kontrollgruppe ohne Intervention bildeten, Verbesserungen bei der Emotionswahrnehmung und im Umgang mit Stress und Angst, die auch noch in der Follow-up-Messung nach zwei Monaten erkennbar waren. Die erzielten Effektstärken lagen jedoch im kleinen Bereich. Die theoretisch ebenfalls erwartete Verbesserung des Sozialverhaltens konnte nicht nachgewiesen werden.

Das Verhaltenstraining für Grundschulkinder wurde mit einem nicht randomisierten Interventions-Kontrollgruppen-Design auf seine Wirksamkeit geprüft (von Marées & Petermann, 2009). Die Kontrollgruppe wurde vom Schulpsychologischen Dienst, die Interventionsgruppe über Pressemitteilungen und Interessenbekundung ausgewählt. Letztlich nahmen 85 Kinder aus drei Interventionsklassen (58 Kinder) und zwei Kontrollklassen (27 Kinder) teil. In die Auswertung gingen nur Kinder ein, die zu allen drei Messzeitpunkten vollständige Daten hatten. Es gab drei Messzeitpunkte (Prä-, Post- und 12-Monats-Nachuntersuchung). Die Studie ergab eine Zunahme sozialer Kompetenzen (mithilfe der Social Competence Scale erfasst), wohingegen sich keine statistisch signifikanten Veränderungen im sozial kompetenten Verhalten (erfasst mithilfe der Skala prosoziales Verhalten des Strengths and Difficulties Questionnaires, SDQ) zeigten. Auch verminderten sich die sozial-emotionalen Probleme (erfasst mit dem Gesamtproblemwert des SDQ) sowie die Bullying-/Viktimisierungsrate nicht statistisch signifikant. Alle Urteile basieren auf den Lehrkräften als Informanten. Im Kinderurteil wurden ebenfalls keine statistisch signifikanten Effekte im Bullying- und Viktimisierungsfragebogen für Kinder gefunden, was sich mit der Lehrereinschätzung deckt. Es ergaben sich Hinweise auf differenzielle Effekte, wenn nach

Jungen und Mädchen getrennt wird. Positiv hervorzuheben ist das Vorhandensein einer Follow-up-Erhebung nach 12 Monaten (von Marées & Petermann, 2009).

Bei Faustlos liegen mehrere Evaluationsstudien mit Kontrollgruppendesign vor (z. B. Schick & Cierpka, 2003, 2006, oder Bowi, Ott & Tress, 2008). In der ersten Studie (Schick & Cierpka, 2003) erfolgte die Zuordnung von Klassen zur Interventions-/Kontrollgruppe randomisiert. Es gab dennoch einige Baseline-Unterschiede zwischen den Gruppen. In dieser Studie fanden sich zwei signifikante Effekte auf der internalisierenden Skala der Child Behavior Checklist und der Skala Kontrollverlustangst der General Anxiety Scale for Children. Nicht signifikante Ergebnisse fanden sich bei den anderen CBCL-Skalen sowie im Fragebogen zur Erfassung von Empathie, dem Selbstwahrnehmungsprofil für Kinder, dem Erfassungsbogen für aggressives Verhalten in konkreten Situationen und den zwei weiteren Angstsubskalen der General Anxiety Scale for Children. Auch im Heidelberger Kompetenz-Inventar (mit vier Skalen z. B. zur Perspektivübernahme) oder den Landauer Skalen zum Sozialklima (mit sechs Skalen z. B. zu Aggressionen gegen Mitschüler) fanden sich keine Programmeffekte. Wie schon im Verhaltenstraining ergaben sich in dieser Studie Hinweise auf unterschiedliche Effekte, wenn nach Jungen und Mädchen getrennt wird. In der Studie von Schick und Cierpka (2006) wurde die Effektivität von Faustlos im Setting Kindergarten untersucht. Es nahmen 124 Kinder im Alter von 4 bis 6 Jahren aus 14 Kindertagesstätten, die Interesse bekundet hatten, teil. Es fanden sich vor allem Effekte, die auf einem Interview der Kinder beruhten (proximales Erfassungsmaß laut Autoren). In dem Interview wurden die Kinder u. a. zu ihrer Fähigkeit zur Identifikation von Gefühlen, zum Lösen sozialer Probleme oder auch dem Wissen um Beruhigungstechniken befragt. Die Befragungen ergaben, dass Kinder, die an Faustlos teilgenommen hatten, z. B. Emotionen besser identifizieren konnten und mehr Lösungsideen für soziale Probleme entwickeln konnten. Im Eltern- oder Erzieher- bzw. Erzieherinnenurteil fanden sich hingegen keine statistisch signifikanten Effekte im Fragebogen zu Stärken und Schwächen des Kindes (weder im Gesamtproblemwert noch bei den Angaben zum prosozialen Verhalten der Kinder). In einer Verhaltensbeobachtung konnte in einer Kategorie (verbale Aggressionen) ein Interventionseffekt gefunden werden, in den weiteren fünf Kategorien (z. B. verbale und nonverbale Kompetenz der Kinder, emotionale Kompetenz) konnten jedoch keine statistisch bedeutsamen Effekte von Faustlos nachgewiesen werden (Schick & Cierpka, 2006).

Fazit. Es gibt bereits Programme, die zumindest in Teilen auch auf die Emotionsregulation der Kinder fokussieren. Die kurzen Zusammenfassungen der Studien ersetzen nicht die detaillierte eigene Auseinandersetzung mit den Befunden. Sie sollen hier nur dazu dienen, einen ersten Überblick zu geben und zu verdeutlichen, dass die Ergebnisse (sofern sich die Programme überhaupt einer empirischen Überprüfung unterzogen haben) hinsichtlich der Verbesserung der Emotionsregulation und der Verminderung von psychischen Auffälligkeiten gemischt sind. In der Regel werden die Studien von den Entwicklern selbst durchgeführt, und es fehlen oft randomisierte Studien.

Die empirische Untersuchung der Effektivität dieser Programme ist mit einer Reihe von Herausforderungen verknüpft, insbesondere wenn sie primärpräventiv angelegt sind. Einige davon werden in einer neueren Sekundäranalyse der Wirksamkeit präventiver Programme von Beelmann, Pfost und Schmitt (2014) zusammengefasst: die methodische Qualität der Untersuchungen entspricht teilweise einem geringen Standard (m. E. führt die Umsetzung solcher Programme im Setting Schule oder Kita dazu, dass möglicherweise weniger Kontrolle über die Umsetzung der Randomisierung existiert als bei Individualprogrammen, die nicht in diesen Kontexten durchgeführt werden, da die jeweiligen Einrichtungen als weiterer „Player“ in dem Design hinzukommen). Die Erfolgsmessungen sind eingeschränkt, es wird kaum ein Augenmerk auf den Implementationsprozess gelegt usw. Es werden meist proximale Effekte der Programme nachgewiesen (z. B. die Verbesserung der Emotionswahrnehmung), nicht aber distale Effekte (z. B. die Verringerung von Verhaltensauffälligkeiten bei den Kindern aufgrund verbesserter Emotionsregulation). Die Effekte sind größer, wenn die Studien von den Entwicklern selbst durchgeführt wurden. Bei den primärpräventiven Programmen lag die mittlere Effektstärke bei $d = 0.24$ in der Metaanalyse, variierte aber in Abhängigkeit davon, ob das Erfolgskriterium eher proximal oder distal war. Beelmann und Kollegen (2014) sprechen von „einem gewissen Spannungsverhältnis“ (S. 2) von Forderungen nach Programmen zur Prävention und Gesundheitsförderung und ihrer wissenschaftlichen Fundierung. In der Tat ist es oft einfacher, ein Programm zu entwickeln, als es zu evaluieren, da letzteres deutlich mehr Geld kostet und dann trotz (sehr) guter Planung in der Umsetzung auf eine Reihe von Problemen stößt, die die Validität der Studie einschränken. Demnach ist eine einzelne Studie nicht ausreichend, sondern es wird eine Reihe von Untersuchungen notwendig, die nach Möglichkeit zumindest teilweise nicht nur von den Entwicklern selbst durchgeführt werden sollten.

Es ist darüber hinaus erwähnenswert, dass es neben den Programmen, die sich an Kinder richten, weiterhin auch Programme gibt, bei denen Eltern die Zielgruppe bilden. Dies ist insofern nachvollziehbar, als die Emotionsregulationskompetenzen von Kindern nach dem Tripartite-Modell von Morris et al. (2007) maßgeblich durch Beobachtung, emotionsbezogene Erziehungspraktiken und das emotionale Familienklima geprägt werden. Insofern ist es sinnvoll, auch die Eltern als Zielgruppe zu betrachten.

Der überwiegende Anteil der Programme für Eltern setzt in den ersten Lebensjahren an. So richtet sich das Feinfühligkeitstraining für Eltern (Hänggi, Schweinberger & Perrez, 2011) an Eltern im Säuglingsalter und fördert die elterliche Sensitivität für die (emotionalen) Signale ihres Kindes. Das Programm *Tuning in to Kids (TIK;* Havighurst, Wilson, Harley & Prior, 2009) richtet sich an die Eltern von Kindergartenkindern. Es handelt sich um ein evidenzbasiertes Programm, das auf die emotionale Bindung zwischen Eltern und Kindern fokussiert und den Eltern Fertigkeiten im Umgang mit Emotionen vermittelt. Eine deutschsprachige Version steht für dieses Programm jedoch offenbar bisher nicht zur Verfügung. Für ältere Kinder (im Grundschulalter) gibt es bei einigen Programmen, die sich prinzipiell an Kinder richten, begleitende Elternsitzungen, die auf diese Weise auch die Eltern mit den Programminhalten vertraut machen. Auf eine Übersicht der jeweiligen empirischen Befunde wird hier verzichtet, der interessierte Leser wird auf entsprechende Evaluationsstudien verwiesen.

Insgesamt lässt sich konstatieren, dass es bisher nur wenige Programme gibt, die mit einer überwiegend primärpräventiven Orientierung unmittelbar eine Förderung von Emotionsregulationskompetenzen im Kindesalter adressieren. Im Folgenden soll daher ein Interventionsprogramm vorgestellt werden, das theoretisch fundiert ist, unmittelbar auf die Förderung von Emotionsregulationskompetenzen abzielt und nach der theoretischen Konzeption sowohl primärpräventiv als auch sekundärpräventiv einsetzbar sein sollte.

Diese Anwendungsbreite der Intervention stellt hohe Anforderungen an die empirische Untersuchung ihrer Wirkung. In quantitativer Hinsicht reicht die Durchführung einer einzelnen Wirksamkeitsstudie nicht aus, um diese Anwendungsbreite zu untermauern und in qualitativer Hinsicht ergibt sich das Problem der proximalen im Vergleich zu den distalen Outcomes, der kurz- im Vergleich zur langfristigen Wirksamkeit sowie die Frage nach potenziell differenziellen Effekten über verschiedene Symptomcluster und ihre Ausprägung. Dies würde die Durchführung von mehreren Studien an unterschiedlichen Stichproben erfordern. Wir berichten im Abschnitt „Trainingsevaluation" über zwei Studien, die wir bisher durchgeführt haben. Es soll daher an dieser Stelle vor Einführung des Trainingskonzepts verdeutlicht werden, dass die empirische Basis für dieses Programm noch am Anfang steht im Hinblick auf die potenzielle Breite der Anwendung. Aus diesem Grund enthält der Abschnitt „Empfohlenes Monitoring" eine Empfehlung für den Einsatz von Bögen zur Prüfung der Wirksamkeit der Intervention. Darüber hinaus sollte auf potenziell ungünstige Wirkungen geachtet werden, die bei der Anwendung der Intervention theoretisch auftreten könnten. Auch dafür finden Anwender Empfehlungen in dem entsprechenden Abschnitt. Solange es also noch keine ausreichende Anzahl von empirischen Studien gibt, die auch unabhängig von den Entwicklern selbst durchgeführt wurden (was erst mit dem Vorliegen eines Manuals überhaupt ermöglicht wird) und die Robustheit der Intervention unterstützen, sollte das Training mit entsprechender Umsicht durchgeführt werden.

Im Folgenden soll zunächst das Konzept des Trainings vorgestellt werden, bevor auf die Trainingselemente im Einzelnen eingegangen wird.

Kapitel 3

Programmkonzept

3.1 Elemente des ERT für Kinder

Im Folgenden sollen die Grundzüge der praktischen Realisierung des Emotionsregulationstrainings (ERT) auf der Basis des theoretischen Rahmenmodells (vgl. Abb. 2) kurz dargestellt werden. Es sollte dabei bedacht werden, dass die Zielgruppe Kinder vom späten Kindergartenalter bis in die 4. Grundschulklasse sind, wobei allerdings teilweise Anpassungen an den jeweiligen Entwicklungsstand vorzunehmen sind. Das Training eignet sich idealerweise für Kleingruppen von acht Kindern. Gegebenenfalls ist es auch für größere Gruppen (z. B. Schulklassen) geeignet, bei der Evaluation (vgl. Kapitel 6) wurden allerdings nur Kleingruppen berücksichtigt. Das Training besteht aus sechs Stunden (je 60 bis 75 Minuten in Abhängigkeit von der Größe der Gruppe, dem Alter der Kinder und dem Setting), wobei in jeder der sechs Stunden jeweils ein spezifischer Schwerpunkt auf der Basis des theoretischen Rahmenmodells gesetzt wird. Das Kindertraining nutzt einige übergeordnete Merkmale der Gruppenarbeit mit Kindern, die sich zumindest im praktischen Ablauf immer wieder als hilfreich erwiesen haben und daher auch bei vielen anderen Interventionsprogrammen mit Kindern zu finden sind (z. B. Joko, du und ich – Familienzeit in acht Spielstationen; Symanzik, Heinrichs & Lohaus, 2014; FESKKO; Maur & Schwenck, 2013):

- Ritualisierung des Beginns und des Endes einer jeden Interventionssitzung,
- Einführung von Gruppenregeln,
- Nutzung kindgerechter Symbolik,
- Einsatz spielerischer Elemente,
- Einführung von Identifikationsfiguren,
- gemischtgeschlechtliche Gruppenzusammensetzung.

Die Schwerpunktsetzung auf der Basis des theoretischen Rahmenmodells erfolgt bei dem ERT für Kinder z. B. durch spezifische Symboliken. Das Programm kann mit primärpräventiver Zielsetzung in Kindergruppen (z. B. im Schulkontext) oder sekundärpräventiv (z. B. im Rahmen von Therapiegruppen) eingesetzt werden. Eine wichtige Voraussetzung der Anwendung ist darin zu sehen, dass dieses Training nicht dazu dient, z. B. das Erleben von Wut zu vermindern oder erst gar nicht entstehen zu lassen, sondern den Kindern ein Gefühl von Kontrolle über ihre Gefühle und ihren Verlauf zu geben. Sie also zu befähigen und zu ermutigen, Gefühle zu zulassen und sich nicht vor ihnen fürchten zu müssen, weil sie von ihnen vielleicht übermannt werden könnten. Im Folgenden sollen die Themenschwerpunkte der sechs Sitzungen und die dabei verwandten Symboliken kurz im Überblick dargestellt werden:

1. *Emotionsverständnis und Emotionsausdruck: Gefühlsachterbahn.* Im ersten Teil des Trainings geht es darum, sich mit vielfältigen Gefühlen auseinanderzusetzen. Den Kindern werden beispielsweise Gesichter und Körperhaltungen gezeigt und die Aufgabe besteht darin, Gefühle zu identifizieren sowie die typischen Merkmale, an denen die Gefühle zu erkennen sind, herauszuarbeiten. Umgekehrt geht es auch um einen situationsangemessenen nonverbalen und verbalen Gefühlsausdruck, wobei hierzu Übungen zur Darstellung von Gefühlen zum Einsatz gelangen. Das Symbol der Achterbahn wird gewählt, um zu verdeutlichen, dass man durch Gefühle hin- und hergerissen sein kann, wenn man nicht lernt, mit ihnen erfolgreich umzugehen.
2. *Situationsselektion und Situationsmodifikation: Gefühlslenkrad.* Situationsselektion und Situationsmodifikation wurden in einer Sitzung zusammengefasst, da auch Gross (2013) darauf hinweist, dass beides nicht immer eindeutig zu trennen ist. In dieser Trainingssitzung soll verdeutlicht werden, dass viele Situationen mit Gefühlen verbunden sind und dass schon die Wahl einer geeigneten oder die Vermeidung einer ungeeigneten Situation dazu beitragen kann, das eigene Gefühlserleben zu steuern. Das Symbol des Lenkrads soll diese Steuerungsfunktion verdeutlichen. Die Umsetzung erfolgt so, dass bildhaft verschiedene Situationen dargestellt werden und die Kinder überlegen, welche Gefühle sie wahrscheinlich bekommen werden, wenn sie diese Situationen erleben. Mit einem Lenkrad, das für diese Sitzung benötigt wird, können sie weiterhin verdeutlichen, welche Situationen sie ansteuern, weil sie sich angenehme Gefühle versprechen, und welchen Situationen sie besser ausweichen. Auch Mög-

lichkeiten, eine problematische Situation angenehmer zu gestalten, werden thematisiert, da man nicht allen unangenehmen Situationen ausweichen kann.

3. *Aufmerksamkeitslenkung: Gefühlsscheinwerfer.* In dieser Trainingssitzung geht es darum, die Aufmerksamkeit gezielt auf bestimmte Aspekte zu lenken („Schweinwerfer an"), um ein emotionales Erleben aufrechtzuerhalten oder zu intensivieren. Umgekehrt kann es ebenso darum gehen, die Aufmerksamkeit wegzulenken („Schweinwerfer wegdrehen"), um ein emotionales Erleben abzuschwächen. Das Symbol des Scheinwerfers soll die verstärkte Fokussierung auf ein Gefühl, aber auch die Möglichkeit der Entfernung von einem Gefühl durch Wegschwenken thematisieren. Die Umsetzung erfolgt u. a. dadurch, dass Situationen dargestellt werden, die eine Fokussierung auf positive oder negative Aspekte ermöglichen. Mit den Kindern wird erarbeitet, wie Gefühle durch unterschiedliche Fokussierungen verstärkt oder abgeschwächt werden.
4. *Kognitive Veränderung: Gefühlsbrille.* Bei der kognitiven Veränderung geht es darum, durch Umstrukturierung und Neubewertung zu einer Änderung der eigenen Gefühlslage beizutragen. Eine wichtige Rolle spielt dabei eine positive Sichtweise. Dies soll durch das Bild der Gefühlsbrille symbolisiert werden. Zur Realisierung dieser Idee werden die Kinder gebeten, für einen bestimmten Zeitraum während der Trainingssitzung eine rosafarbene Brille aufzusetzen und die Welt aus dieser Perspektive zu betrachten. Zusätzlich wird die Instruktion gegeben, alles um sich herum in positivem Licht zu sehen. Im Anschluss soll dann eine dunkle Brille aufgesetzt werden, die wenig Farbe durchlässt, wobei die Instruktion nun lautet, alles in negativem Licht zu sehen. Die Erfahrungen unter beiden Instruktionsbedingungen sollen im Anschluss kontrastiert werden. Es soll dabei deutlich werden, dass eine positive Grundeinstellung (und unterstützende positive Selbstinstruktionen) dazu beitragen, das emotionale Befinden zu verbessern.
5. *Reaktionsmodulation: Gefühlsaufheller.* In dieser Trainingssitzung geht es um Möglichkeiten, die eigenen Gefühle positiv zu beeinflussen. Hierzu gehört beispielsweise, das eigene Wohlgefühl zu steigern (z. B. durch Entspannung oder die Suche nach sozialer Unterstützung). Umgekehrt geht es auch darum, Emotionsregulationsstrategien zu vermeiden, die längerfristig mit eher ungünstigen Folgen für das emotionale Erleben verbunden sind (wie Rumination und Emotionsverleugnung). Es geht hier also um Möglichkeiten, die eigenen Gefühle aufzuhellen, was die Wahl der Symbolik erklärt. Die Umsetzung erfolgt u. a. dadurch, dass mit den Kindern Möglichkeiten zur Steigerung des eigenen Wohlgefühls erarbeitet werden. Einzelne Verfahren (wie ein Entspannungsverfahren) können in der Kindergruppe ausprobiert werden. Weiterhin können die Folgen ungünstiger Strategien zur Emotionsregulation (wie Rumination, Verleugnung etc.) thematisiert werden.
6. *Emotionsbezogenes Problemlösen: Gefühlsampel.* In der sechsten Sitzung geht es darum, einen Problemlöseansatz beim Umgang mit Emotionen einzuführen. Das Bild der Ampel soll dabei genutzt werden, um zu verdeutlichen, dass man zunächst innehalten sollte, wenn man mit einem starken (negativen) Gefühl konfrontiert wird. Dann sollte zunächst überlegt werden, welche Handlungsmöglichkeiten bestehen, um mit diesem Gefühl auf angemessene Weise umzugehen. Erst danach sollte gehandelt werden. Das Selbstkontrollverhalten der Kinder im Umgang mit Emotionen soll auf diesem Wege gestärkt werden. Das Problemlösen mithilfe der Gefühlsampel steht deshalb am Ende des Trainings, weil an dieser Stelle auf alle früher vermittelten Strategien zur Emotionsregulation zurückgegriffen werden kann, wenn es darum geht, eine geeignete Strategie auszuwählen. Die Umsetzung erfolgt u. a. in Form von Rollenspielen, indem die Kinder mit einer bestimmten Situation konfrontiert werden, für die sie dann geeignete Emotionsregulationsstrategien suchen. Die gewählte Strategie kann im Anschluss spielerisch umgesetzt werden.

Da die Intervention vor allem Kinder anspricht, ist der Einsatz spielerischer Elemente von zentraler Bedeutung. Während der Durchführung des Trainings sollen positive Emotionen induziert werden. Izard (2002) empfiehlt dies als eines (von 7 Prinzipien) in der Entwicklung von Präventionsprogrammen zur Verhütung von psychischen Störungen bei Kindern.

Die sechs vorgesehenen Trainingssitzungen haben einen Umfang von ca. 60 bis 75 Minuten. Im Manual (vgl. Kapitel 4) wird jeweils von einem Sitzungsumfang von 60 Minuten ausgegangen, wobei die benötigte Dauer je nach Kindergruppe variieren kann. Bei jüngeren Kindern sind 60 Minuten bereits sehr lang und bei größeren Gruppen kann es auch schon einmal bis zu 75 Minuten dauern. Hier ist ggf. Flexibilität seitens der Trainingsleitung gefragt. Hauptzielgruppe sind Kinder im Alter von 6 bis 10 Jahren, wobei auch einige Kinder mit 5 Jahren schon teilgenommen haben, nach unserem Eindruck aber zu jung waren, um die Inhalte gewinnbringend für sich nutzbar zu machen. Gegebenenfalls kann das Training auch für ältere Kinder noch geeignet sein. Ausschlaggebend sollte eher das Entwicklungsalter als das chronologische Alter der Kinder sein.

3.2 Begleitende Elternsitzungen

Zusätzlich zu dem Training für die Kinder sind optional zwei ergänzende Elternsitzungen vorgesehen, um den Eltern Möglichkeiten zu verdeutlichen, wie sie das Emotionsregulationsverhalten ihrer Kinder unterstützen können. Dazu gehören beispielsweise (a) das eigene Modellverhalten im Umgang mit Gefühlen, (b) die Kommunikation über Gefühle mit dem Kind und (c) Möglichkeiten der emotionalen Unterstützung eines Kindes in schwierigen Problemlagen. Auch ein Basiswissen über Emotionen und Emotionsregulation soll vermittelt werden (in Anlehnung an das Modell von Gross, 2013).

Da ein Einbezug der Eltern jedoch nicht immer möglich bzw. praktikabel ist, handelt es sich bei den Elternsitzungen um optionale Sitzungen. In unseren Erprobungsstudien gaben einige Eltern an, dass sie gerne Rückmeldung über die Inhalte der Intervention bekommen würden und dass sie gerne etwas beitragen wollten, um ihr Kind zu unterstützen, dass ihnen aber nicht immer klar war, wie sie ihr Kind emotionsbezogen in der Entwicklung fördern könnten. Insofern erhoffen sich manche Eltern auch ein solches Unterstützungsangebot. Im Idealfall sollte es sich um zwei Sitzungen handeln, die am Anfang und am Ende des Kindertrainings liegen. Diese Zeitpunkte wurden deshalb gewählt, weil dadurch die Möglichkeit besteht, den Eltern am Anfang des Trainings bereits einige Trainingselemente vorzustellen, die sie ggf. im alltäglichen Umgang mit ihrem Kind wieder aufgreifen können, um dadurch die Trainingswirkung zu unterstützen. Eine abschließende Sitzung mit den Eltern am Ende des Trainings bietet der Trainingsleiterin bzw. dem Trainingsleiter die Möglichkeit, einzelne Beobachtungen mitzuteilen, ohne dabei auf spezifische Kinder einzugehen. Gleichzeitig können Möglichkeiten zur Fortführung einzelner Trainingselemente herausgearbeitet werden. Der Sitzungsumfang sollte jeweils bei ca. 60 bis 90 Minuten liegen.

3.3 Allgemeines zum Training

Im folgenden Kapitel 4 soll auf die einzelnen Elemente des Kindertrainings im Detail eingegangen werden, bevor dann Überlegungen zur Gestaltung der Elternsitzungen folgen. Wir haben beispielhaft einige Dialoge aufgeführt, damit die Trainingsleitung eine Vorstellung davon bekommt, wie die Inhalte umgesetzt werden können. Diese Dialoge sind nicht als wortgetreue Anleitung zu verstehen, sondern als Hilfestellung für die eigene Arbeit mit den Inhalten. Es ist zwar wichtig, die Inhalte so zu vermitteln, wie sie theoretisch konzipiert wurden, in der praktischen Umsetzung soll jedoch auch die eigene Person in ihrer Identität als Trainer oder Trainerin ihre Berücksichtigung finden. Darüber hinaus finden sich an verschiedenen Stellen „Gut-zu-wissen"-Abschnitte. Hier werden Erfahrungen aus der praktischen Anwendung geschildert, die für die Vorbereitung und Durchführung möglicherweise hilfreich sind.

Auf der beiliegenden CD-ROM befinden sich PDF-Dateien für viele der im Training benötigten Materialien (vgl. Anhang ab S. 63). Darüber hinaus sind für die Durchführung einige weitere Materialien erforderlich. Eine Zusammenstellung aller benötigten Materialien findet sich in der Übersicht „Materialien für die einzelnen Sitzungen" im Anhang auf S. 84. Eine Kurzübersicht über den Ablauf des Gesamttrainings findet sich ebenfalls im Anhang (S. 82). Beide Übersichten finden sich auch auf der CD-ROM zum Ausdrucken.

Zu dem Training gibt es ein separat erhältliches Materialset, das folgende Trainingsmaterialien enthält (die Materialien sind in Abb. 3 dargestellt) und für eine Gruppe von acht Kindern ausgestattet ist[1]:

- Buch „Der Seelenvogel",
- Lenkräder,
- Tannenzapfen,
- Handscheinwerfer,
- Brillen mit rosafarbenen Gläsern,

1 Die Materialien (Bestellnummer 0152601) können über die Testzentrale (www.testzentrale.de) bezogen werden.

- Brillen mit dunklen Gläsern,
- Ampel,
- Problemlöse-Memory,
- Emotionsbilder in DIN A4,
- Situationsbilder in DIN A4,
- Strategiebilder in DIN A4.

Darüber hinaus werden für das Training Handpuppen benötigt (Sitzung 2). Wir haben uns entschlossen, keine Puppen in die Materialbox aufzunehmen, da die erforderlichen Handpuppen in einigen Institutionen ohnehin verfügbar sein könnten. Falls Handpuppen nicht verfügbar sein sollten, empfehlen wir eine separate Anschaffung. Beispiele für Handpuppen, die von uns bei der Evaluation des Trainings genutzt wurden, finden sich in der Abbildung 4. Es handelt sich um große Handpuppen (ca. 65 cm), die sowohl von Erwachsenen als auch Kindern bespielt werden können. Abweichungen von den Originalmaterialien sind vermutlich denkbar (so wurden auch in den Studien unterschiedliche Handpuppen benutzt, wobei es sich immer um dieselbe Größe handelte und um einen Jungen und einen Mädchen).

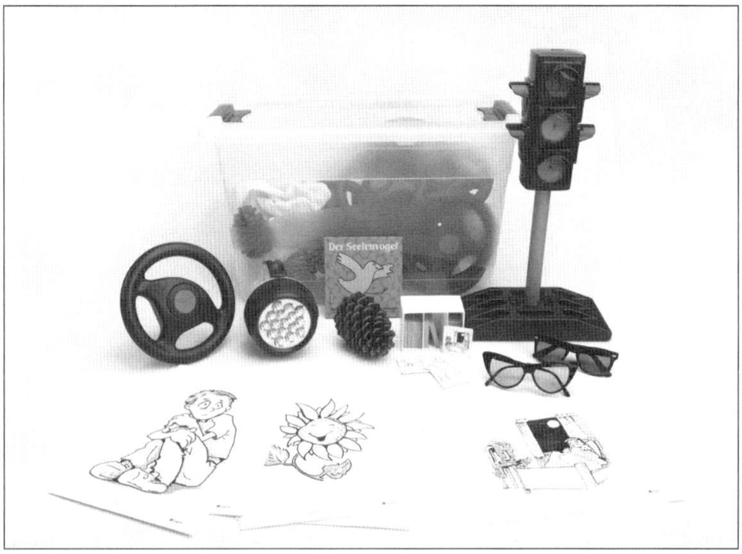

Abbildung 3:
Materialien für das Emotionsregulationstraining

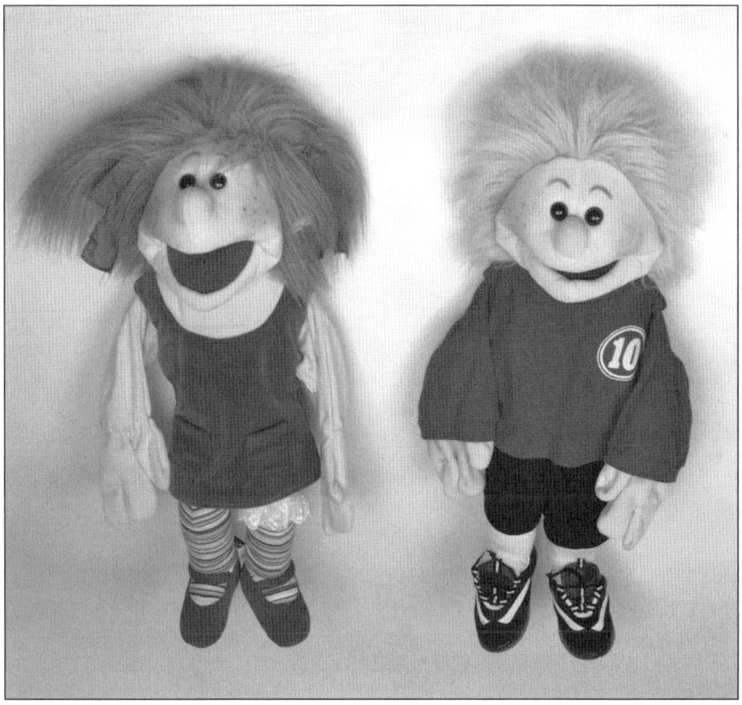

Abbildung 4:
Beispiel für Handpuppen, die bei der Evaluation des Emotionsregulationstrainings Verwendung fanden

Kapitel 4

Das Emotionsregulationstraining für Kinder

4.1 Sitzung 1: Emotionsverständnis und Emotionsausdruck – „Gefühlsachterbahn"

Inhalte der Sitzung
In der ersten Sitzung werden Ziele und Ablauf des Trainings kindgerecht erläutert und die Kinder werden an das Thema Emotionsregulation herangeführt. Als Grundlage für die Erarbeitung der einzelnen Emotionsregulationsstrategien in den folgenden Sitzungen werden die Kinder zunächst mit den verschiedenen Emotionen vertraut gemacht und das Verständnis des Konzepts „Emotionen" wird gefördert (anhand der Geschichte „Der Seelenvogel"). Im Anschluss sollen Emotionsidentifikation („Gefühle raten") und ein situationsangemessener Emotionsausdruck gezielt trainiert werden („Mitfühlgeschichte"). *Sitzungssymbol „Achterbahn":* Gefühle können einen hin- und herreißen (wie eine Achterbahnfahrt), wenn man nicht lernt, erfolgreich mit ihnen umzugehen.
Materialien
– weicher Ball – Buch „Der Seelenvogel" (Snunit & Golomb, 2009, Carlsen Verlag) – Malpapier, ausreichend bunte Stifte – Material 1.1: Emotionsbilder – Material 1.2: Mitfühlgeschichte

Struktur der Sitzung		
Inhalt	**Dauer**	**Ziel**
Begrüßung und Ausblick	8 Min.	
Namens-Ball: Ballspiel	10 Min.	Kennenlernen
Seelenvogel: Vorlesegeschichte, Malen	20 Min.	Emotionsverständnis
Gefühle raten: Bildbetrachtung, Kreisgespräch	10 Min.	Emotionsidentifikation
Mitfühlgeschichte: verbale, gestische und mimische Begleitung einer Vorlesegeschichte	12 Min.	Erkennen von Emotionsauslösern, Emotionsausdruck

4.1.1 Begrüßung und Ausblick

Dauer: 8 Min.; im Stuhlkreis

Die Kinder werden begrüßt. Anschließend erfolgen eine Vorstellungsrunde und eine kurze Erklärung des Ablaufs:

„Wir werden uns hier sechsmal zusammen treffen (z. B. jeden Mittwochnachmittag). Und wir wollen zusammen erforschen, welche Gefühle es gibt. Wisst ihr was ‚erforschen' ist? Das ist, wenn man wie ein Detektiv versucht, etwas herauszufinden. Und wir wollen gemeinsam versuchen herauszufinden, was es so mit ‚Gefühlen' auf sich hat. Welche Gefühle kennt ihr denn schon?"

„Ihr habt ja jetzt schon einige/viele Gefühle genannt und dabei habt ihr bestimmt gemerkt, dass es Gefühle gibt, die schön sind und bei denen es euch gut geht. Und dann gibt es aber auch manche Gefühle, bei denen geht es euch vielleicht nicht so gut. Welche könnten das denn sein?"

„Mit Gefühlen ist das ein bisschen wie mit einer Achterbahn: Wenn ich nicht weiß, wie ich mit meinen Gefühlen umgehen kann, dann können sie mich hin- und herschleudern, so als säße ich in einer ganz schnellen Achterbahn und hätte vergessen, mich festzuhalten. Wer von euch saß denn schon einmal in einer Achterbahn? Wer hat denn z. B. schon eine Gefühlsachterbahn erlebt? Dann rüttelt mich z. B. meine Wut so doll, dass ich rumschreie oder etwas kaputt mache oder andere Kinder schlage. Kennt ihr das auch, wenn euch Gefühle hin- und herschleudern?"

„Und damit uns das nicht passiert, damit unsere Gefühle uns nicht so hin- und herschleudern, wollen wir in den nächsten Wochen üben, unsere Gefühle im Griff zu haben. Wir wollen also lernen, die Achterbahn selbst zu steuern und nicht einfach nur drin zu sitzen. Immer wenn wir uns hier zusammen treffen, werden wir gemeinsam ausprobieren, was man alles tun kann, damit unschöne Gefühle (wie Wut, Angst, Traurigkeit), mit denen ihr euch nicht wohlfühlt, auch wieder verschwinden und damit ihr oft schöne Gefühle habt. Dafür habe ich viele Spiele und Experimente mitgebracht, die ich mit euch machen möchte. Und außerdem werde ich euch jede Woche noch ein paar Tricks verraten, damit ihr am Ende alle richtige Profis seid, wenn es um Gefühle geht."

4.1.2 Namens-Ball

Dauer: 10 Min.; im Kreis

Material: Ball

Führen Sie dieses Ballspiel als Kennenlernspiel ein. Beginnen Sie zunächst selbst und nehmen Sie den Ball, sagen Ihren Namen und eine Eigenheit (z. B. Lieblingsessen, Hobby, Stärke) und reichen den Ball an Ihren Nachbarn weiter. So soll der Ball im Kreis weitergereicht werden und jedes Kind stellt sich kurz vor. Wenn der Ball wieder bei Ihnen ankommt, werfen Sie einem Kind den Ball zu, dieses soll beim Fangen seinen Namen rufen. Wenn jedes Kind etwa einmal dran war, soll die Schwierigkeit etwas erhöht werden, indem der Ball erst dann einem anderen Kind zugeworfen werden darf, nachdem der Werfer den Namen des Kindes genannt hat.

4.1.3 Seelenvogel

Dauer: 20 Min.; an einem Tisch oder auf dem Fußboden

Material: Buch „Der Seelenvogel", Malpapier, Stifte

„Ich möchte euch jetzt eine Geschichte vorlesen. Es ist die Geschichte vom Seelenvogel. Hört gut zu."

Lesen Sie den Kindern die Geschichte vom Seelenvogel vor. Im Anschluss verteilen Sie Papier und bunte Stifte und bitten die Kinder, ihren ganz eigenen Seelenvogel zu malen und auch die verschiedenen Gefühle (die sie manchmal haben) in den Seelenvogel zu malen (angelehnt an Weinberger, 2010; unter Zuhilfenahme des Buches „Der Seelenvogel" von Snunit & Golomb, 2009). Die Kinder können sich im Anschluss aussuchen, ob sie ihren Seelenvogel mit nach Hause nehmen möchten oder das Bild bei dem Trainer oder der Trainerin verbleiben soll.

Gut zu wissen:

Manche Kinder malen sofort, sehr gerne und mit großem Engagement, manche mit leichter Unterstützung (z. B. malendes Trainermodell). Andere sind vielleicht nicht zum Malen zu bewegen. In einer optionalen Präsentation der Vögel in der Gruppe dürfen die Kinder ihren Seelenvogel kurz zeigen und etwas dazu sagen. Es sollte jedoch kein Kind dazu angehalten oder gar gezwungen werden. Es ist eine schöne Geste, wenn es den Kindern ermöglicht wird, den gemalten Seelenvogel am Ende der Trainingssitzung mitzunehmen und zu behalten. Dies hat dann aber die logische Konsequenz, dass diejenigen, die nichts malen wollten, auch nichts mitnehmen können, was sie dann u. U. traurig stimmt. Der Seelenvogel kann am Ende des Trainings ggf. noch einmal aufgegriffen werden und man kann die Kinder darin unterstützen, welche Tricks ihnen jetzt helfen würden. Auch kann – wenn man als Trainer oder Trainerin diese Zeit eingeplant hat – noch ein Seelenvogel gemalt werden.

4.1.4 Gefühle raten

Dauer: 10 Min.; im Stuhlkreis

Material: Emotionsbilder (Material 1.1)

„Für das nächste Spiel habe ich euch einige Bilder mitgebracht. Auf jedem Bild sieht man ein Kind. Ihr sollt mal überlegen, wie die Kinder auf den Bildern sich wohl fühlen."

Sie zeigen jeweils ein Bild in die Runde (vgl. Abb. 5). Wenn die Kinder das richtige Gefühl benannt haben, fragen Sie jeweils weiter (wenn das Gefühl zum ersten Mal benannt wurde):

„Ja, ganz genau. Was machen Kinder denn so, wenn sie traurig (bzw. jeweiliges Gefühl einsetzen) sind? Woran merkt man, dass das Kind gerade traurig (bzw. jeweiliges Gefühl einsetzen) ist?"

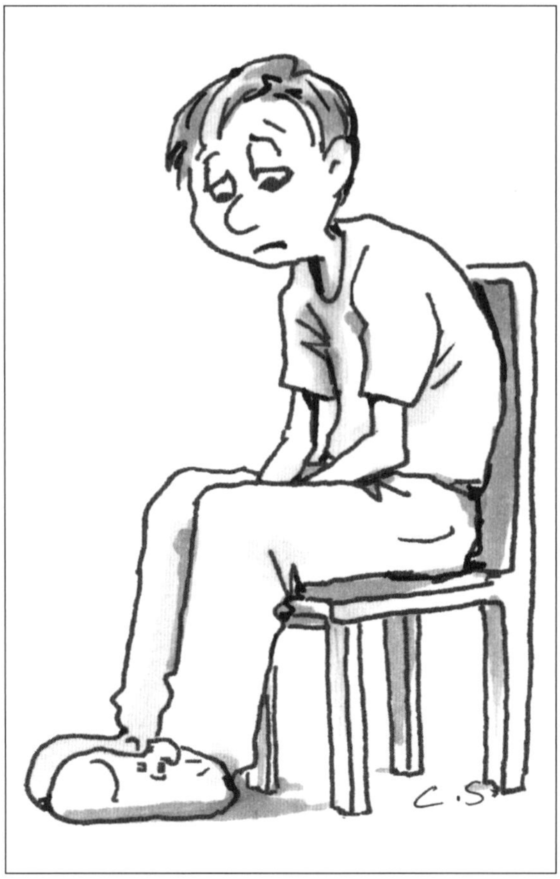

Abbildung 5: Beispiel für ein Emotionsbild (Traurigkeit)

Beispielhafte Antworten sind: lachen, lächeln, weinen, Schultern hängen lassen, aufstampfen, ganz leise sprechen etc.

Im Anschluss können sich auch einige Kinder noch ein Gefühl überlegen, welches sie pantomimisch darstellen wollen. Die anderen Kinder müssen das Gefühl jeweils erraten.

Gut zu wissen:

Manche Kinder fangen bereits bei der Bildbesprechung an, einzelne Aspekte vorzumachen. Dies sollte nicht unterbunden werden, sondern als unterstützend wahrgenommen und zurückgemeldet werden, besonders wenn Kinder noch nicht die entsprechenden sprachlichen Fähigkeiten besitzen, ihr Wissen auszudrücken. Der Trainer bzw. die Trainerin kann dann die Versprachlichung vornehmen und den Kindern damit auch eine Stütze sein, indem er/sie ihr Verhalten genau beschreibt und sie damit „sprachlich spiegelt".

4.1.5 Mitfühlgeschichte

Dauer: 12 Min.; im Stuhlkreis

Material: Mitfühlgeschichte (Material 1.2)

„Jetzt wisst ihr ja schon einiges über Gefühle. Deshalb werde ich euch jetzt etwas von Tom erzählen und was Tom alles so passiert. Ihr sollt mal überlegen, wie Tom sich wohl fühlt, wenn ihm diese Dinge passieren. Und dann sollt ihr laut das Gefühl mitmachen, das Tom gerade hat. Was könnt ihr z. B. machen, wenn Tom wütend ist?"

Beispielhafte Reaktionen: fest aufstampfen, ganz böse gucken, Arme verschränken.

„Was macht ihr denn, wenn Tom traurig ist?"

Beispiel für Reaktionen können sein: Schultern hängen lassen, weinen, „Ohhh" sagen, Mundwinkel nach unten verziehen.

Besprechen Sie die übrigen Gefühle ggf. auch noch einmal. Lesen Sie die Geschichte von Tom (Material 1.2, vgl. Anhang auf S. 65) vor. Wann immer eine Gefühlssituation passiert, machen Sie anfangs eine kurze Pause, um den Kindern zu signalisieren, dass sie jetzt mitreagieren dürfen. Bei schüchternen Kindern kann es hilfreich sein, wenn der Trainer bzw. die Trainerin beim ersten Mal, wo eine solche Situation mit einem Gefühl in der Geschichte vorkommt, mit reagiert und die Kinder nonverbal zum Mitmachen animiert. Verabschieden Sie die Kinder mit einem Ritual, das Sie sich selbst überlegen und in den nachfolgenden Sitzungen wiederholen können.

Gut zu wissen:

Viele Kinder machen anfangs nicht spontan mit. Eine Ermutigung und ein Modell, z. B. durch den Trainer oder die Trainerin, haben sich hier als hilfreich erwiesen.

4.2 Sitzung 2: Situationsselektion und Situationsmodifikation – „Gefühlslenkrad“

Inhalte der Sitzung

Das Verständnis eigener und fremder Gefühle wird weiter geübt. So soll z. B. vermittelt werden, dass verschiedene Menschen in einer Situation nicht unbedingt dasselbe fühlen („Gefühlswirrwarr“). Hauptbestandteil dieser Sitzung ist jedoch die Vermittlung der Emotionsregulationsstrategien Situationsselektion und Situationsmodifikation. So kann das Gefühlserleben schon durch die Auswahl und Vermeidung bestimmter Situationen, die aversive Emotionen auslösen, gesteuert werden. Da jedoch nicht alle Situationen vermeidbar sind, stellt die Fähigkeit, unangenehme Situationen angenehmer zu gestalten, eine weitere wesentliche Emotionsregulationsstrategie dar.

Situationsselektion: Voraussetzung für den kompetenten Einsatz dieser Strategie ist das Wissen darüber, welche Situationen welche Gefühle wahrscheinlich auslösen. Dieses Wissen wird gemeinsam erarbeitet („Gefühlswirrwarr“; „Gefühlsdetektiv“). Anschließend wird die Situationsselektion spielerisch ausprobiert („Autofahrt durch die Gefühlswelt“).

Situationsmodifikation: Es wird die Unterscheidung zwischen vermeidbaren und nicht-vermeidbaren Situationen geübt und schließlich thematisiert, wie nicht vermeidbare unangenehme Situationen angenehmer gestaltet werden können („Gefühlsberater“).

Sitzungssymbol „Lenkrad“: Gefühle können gelenkt werden, indem bestimmte Situationen angesteuert oder vermieden werden.

Materialien

- Material 2.1: Situationsbilder
- Strategiebild Gefühlslenkrad
- Material 1.1: Emotionsbilder
- pro Kind ein Lenkrad
- Handpuppen
- Material 2.2: Geschichten „Gefühlsberater“

Struktur der Sitzung

Inhalt	Dauer	Ziel
Kurzaustausch	8 Min.	
Gefühlswirrwarr: Stuhlkreisspiel	10 Min.	Verständnis für eigene und fremde Gefühle wecken
Gefühlsdetektiv: Bildbetrachtung, Kreisgespräch	12 Min.	Verständnis wecken, welche Situationen welche Gefühle auslösen können
Autofahrt durch die Gefühlswelt: Spiel/Übung	15 Min.	Situationsselektion
Gefühlsberater: Puppenspiel, Kreisgespräch	15 Min.	Unterscheidung vermeidbarer und nicht vermeidbarer Situationen, Situationsselektion, Situationsmodifikation

4.2.1 Kurzaustausch

Dauer: 8 Min.; im Stuhlkreis

Zu Beginn der Sitzung wird auf das Thema „Gefühle“ eingestimmt, indem die Kinder davon erzählen, welche Gefühle sie in der vergangenen Woche erlebt haben.

„Welche Gefühle hattet ihr denn in der letzten Woche? Wem ist etwas Schönes oder Blödes passiert? Wer hatte denn ein Gefühl in der vergangenen Woche? (Pause) Wer möchte uns mal von einem Gefühl erzählen, das er in der letzten Woche hatte?“

4.2.2 Gefühlswirrwarr

Dauer: 10 Min.; in großem Stuhlkreis

Bilden Sie einen großen Stuhlkreis, in dem ein Stuhl weniger vorhanden ist als es Mitspieler gibt. Stellen Sie sich in die Mitte des Kreises.

„Ich möchte heute zuerst ein kleines Spiel mit euch spielen. Bei diesem Spiel gibt es einen Platz weniger als Mitspieler. Deshalb muss einer immer in der Mitte stehen. Vielleicht kommt euch das auch bekannt vor. Nur bei unserem Spiel wird es jetzt so sein: Wer in der Mitte steht, der überlegt sich etwas, worüber er sich freut oder ärgert oder worüber er traurig ist oder wovor er Angst hat. Und dann fragt er die anderen, wer noch so fühlt. Ich könnte z. B. fragen ‚Wer hat Angst vor Spinnen?‘. Oder ich frage ‚Wer ist traurig, wenn die Ferien vorbei sind?‘. Und alle, die auf meine Frage ‚ja‘ sagen, die also genauso fühlen wie ich, die müssen den Platz wechseln und versuchen einen neuen Platz zu finden. Aber denkt daran, dass es für einen keinen freien Stuhl mehr gibt. Wer keinen Platz findet, muss dann als Nächster in die Mitte. Wir probieren das jetzt mal …“

Beginnen Sie die erste Runde. Wenn von den Kindern, die jeweils in der Mitte stehen, überwiegend nur ein Gefühl genannt wird, sorgen Sie dafür, dass Sie in einer Runde übrig bleiben und nennen dann ein anderes Gefühl.

4.2.3 Gefühlsdetektiv

Dauer: 12 Min.; im Stuhlkreis

Material: Für jedes Gefühl ein *Emotionsbild (Material 1.1), Situationsbilder (Material 2.1)*

Heften Sie vor Beginn der Übung für jedes Gefühl ein Emotionsbild an eine Pinnwand oder Tafel.

„Jetzt schauen wir uns noch etwas genauer an, wann wir welche Gefühle haben. Dafür habe ich euch einige Bilder mitgebracht. Auf den Bildern seht ihr immer eine Situation, die ein Kind gerade erlebt, d. h. ihr seht immer ein Kind, dem gerade etwas Bestimmtes passiert. Hier ist das erste Bild.“

Zeigen Sie den Kindern das erste Situationsbild und lassen sie es kurz wirken. Ein Beispiel für die Situationsbilder zeigt Abbildung 6.

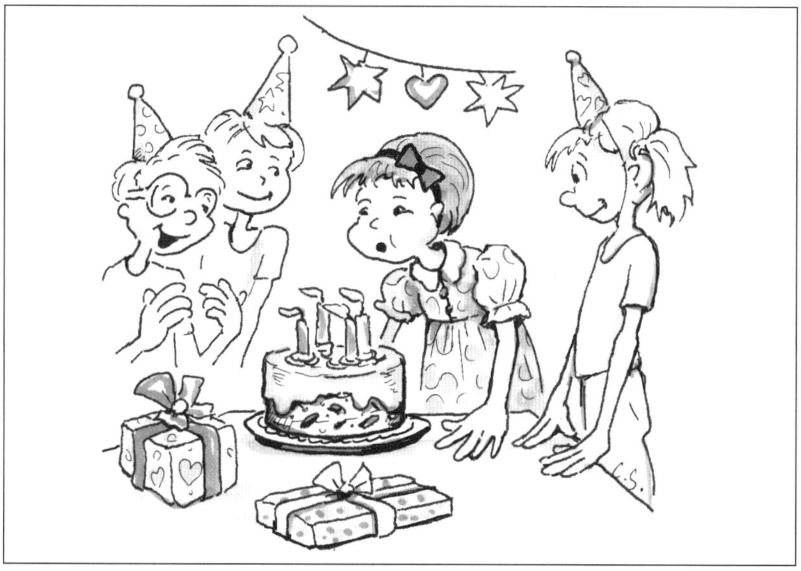

Abbildung 6:
Beispiel für ein Situationsbild für die Emotion „Freude“

„Überlegt mal, was das Kind wohl gerade fühlt. Wie würdet ihr euch in der Situation fühlen? Genauso ? Anders? Wie?“

Deuten Sie während dieser Fragen ggf. auf die Emotionsbilder an der Wand (wenn Sie diese aufhängen konnten).

4.2.4 Autofahrt durch die Gefühlswelt

Dauer: 15 Min.; große freie Fläche

Material: pro Kind ein Lenkrad, Strategiebild Gefühlslenkrad, Situationsbilder (Material 2.1)

Das Lenkrad wird als Symbol für die Situationsselektion eingeführt (vgl. Abb. 7).

„Jetzt haben wir ja darüber gesprochen, dass man in unterschiedlichen Situationen auch unterschiedliche Gefühle haben kann. Manche Gefühle sind sehr schön, andere sind nicht so schön. Letzte Woche habe ich euch ja gesagt, dass ich einige Tricks kenne, damit man weniger von den nicht so schönen Gefühlen hat. Ein Trick ist, dass man sich Dinge und Orte sucht, bei denen man weiß, dass es einem da gut geht, und Situationen, bei denen es einem wahrscheinlich nicht so gut geht, vermeidet. Das heißt, ihr versucht, dass Sachen, die euch traurig oder ängstlich oder wütend machen, möglichst gar nicht erst passieren. Das wollen wir jetzt mal ausprobieren: Ich gebe jedem von euch jetzt ein Lenkrad. Stellt euch vor, damit lenkt ihr ein Auto: Ihr könnt also mit diesem Lenkrad euer Gefühlsauto steuern! Mit dem Lenkrad könnt ihr z. B. schöne Situationen ansteuern oder bei Sachen, die euch unglücklich machen, könnt ihr einfach in eine andere Richtung lenken und davon wegfahren. Das Lenkrad ist unser Zeichen für den Trick, dass man Situationen ansteuern oder vermeiden kann.“

Jedes Kind erhält ein Lenkrad.

„Schaut mal, hier habe ich zwei Bilder. Ihr könnt euch eines davon auswählen. Eines stellt eine schöne Situation dar, das andere eine nicht so tolle Situation. Welches Bild wollt Ihr ansteuern? Wollt ihr diese Bilder ansteuern oder wollt ihr lieber davon wegsteuern? Ich lege die beiden Bilder mal hier hin und ihr fahrt mal mit eurem Lenkrad das an, welches ihr ansteuern wollt. (Machen lassen.) Jetzt nehmen wir mal mehr Bilder. Wir haben eben ja schon über die Bilder gesprochen. Fahrt mal durch den Raum, fahrt mehrere große Runden, um alle Bilder zu sehen und steuert dann dahin, wo ihr gerne bleiben wollt.“

Bei Verständnisschwierigkeiten Aufgabe sinngemäß erneut erklären oder einzelne Kinder gezielt begleiten. Wenn die Einführungsübung gut klappt,

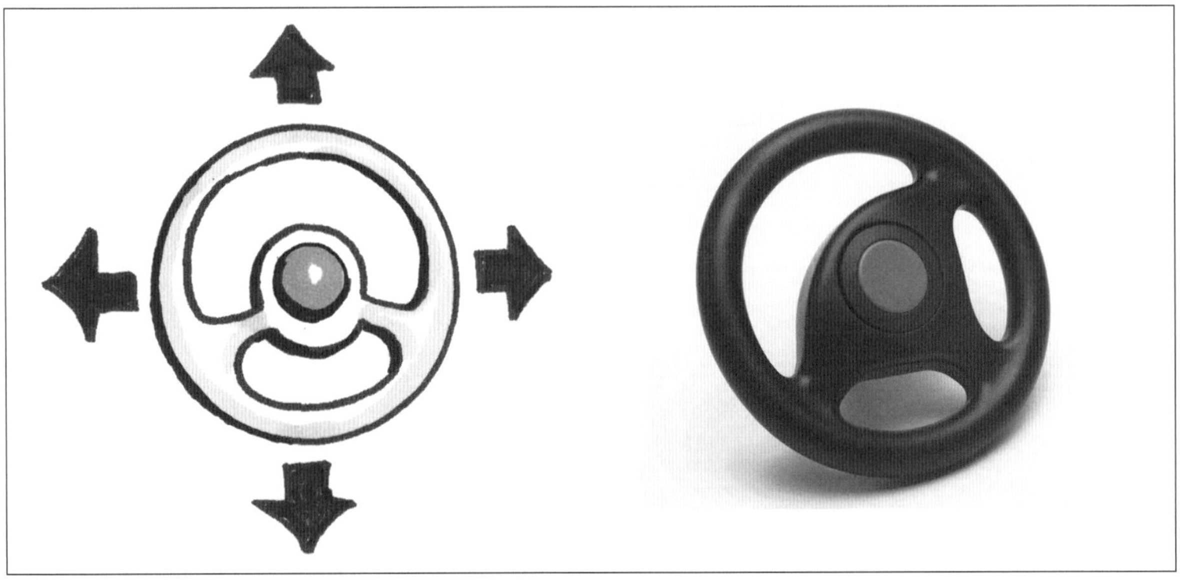

Abbildung 7: Strategiebild „Gefühlslenkrad“ und Spielzeuglenkrad

werden die Kinder zurück an ein Ende des Raumes geschickt. Sie verteilen einen Teil der Situationsbilder (je nach Raumgröße ca. 6 bis 10 Bilder, es sollten immer mindestens 3 Freude-Bilder darunter sein) im Raum auf dem Boden und geben dann erneut das Startzeichen für die Kinder. Loben Sie die Kinder im Anschluss für gezieltes An- und Wegsteuern. Für die nächste Runde tauschen Sie einige Bilder aus und verteilen sie neu im Raum. Für diese Übung ist es sehr wichtig, ausreichend Bewegungsspielraum zu haben. Die Kinder laufen mit den Lenkrädern durch den Gruppenraum und dabei ist es wichtig, ihnen genügend Raum zu geben.

Gut zu wissen:

Es kann hilfreich sein, die Durchführung des Ansteuerns und Umfahrens weiter zu strukturieren, indem es z. B. immer einen festgelegten Startpunkt für alle gibt und alle nach den Runden immer wieder zum gemeinsamen Zielpunkt zurückkehren, bevor eine Runde mit neuen Situationsbildern startet.

4.2.5 Gefühlsberater

Dauer: 15 Min.; im Stuhlkreis

Material: Geschichten „Gefühlsberater" (Material 2.2), zwei Handpuppen

„Gerade habt ihr schon ausprobiert, euch Situationen zu suchen, in denen es euch gut geht, und Sachen, die euch traurig, ängstlich oder wütend machen, gar nicht erst passieren zu lassen. Manchmal ist es aber leider so, dass man sich das nicht aussuchen kann. Manche unschöne Dinge muss man einfach machen, da kann man nicht einfach weggehen oder sie vermeiden. Fällt euch ein Beispiel ein? Wisst ihr etwas, das ihr machen müsst, auch wenn es euch nicht gefällt?"

Beispiele für solche Situationen können sein: Hausaufgaben machen, Spritze bekommen, aufräumen müssen.

„Und dann gibt es noch unschöne Sachen, die passieren einfach, ohne dass man etwas dagegen machen kann. Wisst ihr etwas, wo das so ist, wo einfach etwas passiert ist, was ihr nicht wolltet, aber ihr gar nichts daran ändern konntet?"

Beispiele können sein: Eltern streiten, Hamster stirbt, krank sein.

„Aber manchmal kann man diese Situationen trotzdem weniger schlimm machen. Ich werde euch jetzt von ein paar Kindern erzählen, denen verschiedene Dinge passieren. Und ihr sollt euch mal überlegen, wie es dem Kind wohl geht und was das Kind wohl am besten tun kann. Manchmal kann das Kind einfach weggehen, aber das geht nicht immer. Vielleicht fällt euch dann ja auch etwas ein, was das Kind tun könnte, um die doofen Gefühle weniger schlimm zu machen ..."

Spielen Sie den Kindern mit einer oder mehreren Puppen (z. B. mit solchen wie in Abb. 4 auf S. 25 dargestellten) jeweils eine kurze Situation vor (Material 2.2, vgl. Anhang auf S. 67). Nach jedem Theaterspiel in die Runde fragen, wie es dem Kind wohl geht und im Anschluss gemeinsam überlegen, was das Kind am besten tun sollte (z. B. Situation vermeiden, in Situation bleiben oder Situation verändern, und wenn: wie?).

Gut zu wissen:

Es kann auch überlegt werden, die vorgeschlagenen Lösungen vorzuspielen, um ihre Wirksamkeit zu prüfen. Das kann vor allem auch dann sinnvoll sein, wenn die Vorschläge aus der Gruppe eher ungünstig sind (z. B. aus Wut Streit mit dem Geschwisterkind anfangen, um seinen Ärger loszuwerden).

4.3 Sitzung 3: Aufmerksamkeitslenkung – „Gefühlsscheinwerfer"

Inhalte der Sitzung
In der dritten Sitzung sollen die Kinder anhand eines Experiments erfahren, dass sich Gefühle und Wahrnehmungen durch Aufmerksamkeitslenkung verändern und steuern lassen („Tannenzapfenübung"). Durch Aufmerksamkeitslenkung auf bestimmte Aspekte hin oder von ihnen weg kann ein emotionales Erleben aufrechterhalten, intensiviert oder abgeschwächt werden. Diese Emotionsregulationsstrategie wird dann im Anschluss anhand von Rollenspielen eingeübt („Rollenspiele mit Scheinwerfereinsatz"). Die anfängliche Fremdregie der Rollenspiele soll dabei zunehmend in eine Eigenregie und Selbststeuerung übergehen. Abschließend wird die eingeübte Strategie auch auf eigene Problemsituationen übertragen und damit der Transfer in den Alltag der Kinder erleichtert („Bilder-Lösungen mit Scheinwerfereinsatz").   *Sitzungssymbol „Scheinwerfer":* Mit dem Scheinwerfer können bestimmte Gefühle oder Situationsaspekte besonders beleuchtet oder auch abgedunkelt werden.
Materialien
– Malpapier, bunte Stifte   – pro Kind ein Tannenzapfen   – Stoppuhr (bzw. Uhr mit Sekundenzeiger)   – Strategiebilder Gefühlslenkrad, Gefühlsscheinwerfer   – Handscheinwerfer   – Material 3: Rollenspiele mit Scheinwerfereinsatz   – ggf. Handpuppen

Struktur der Sitzung

Inhalt	Dauer	Ziel
Rückblick und Austausch	8 Min.	
Malrunde: Malen	10 Min.	Verständnis eigener Emotionen entwickeln
Tannenzapfenübung: Experiment	10 Min.	Aufmerksamkeitslenkung
Rollenspiele mit Scheinwerfereinsatz: Rollenspiele mit Eigen- und Fremdregie	20 Min.	Aufmerksamkeitslenkung
Bilder-Lösungen mit Scheinwerfereinsatz: Bildbetrachtung, Kreisgespräch	12 Min.	Aufmerksamkeitslenkung, Selbstinstruktionen, Verständnis eigener Emotionen

4.3.1 Rückblick und Austausch

Dauer: 8 Min.; im Stuhlkreis

Material: Strategiebild Gefühlslenkrad

Zu Beginn der Stunde werden die Inhalte der letzten Sitzung rekapituliert und es wird danach gefragt, ob die erlernte Strategie im Alltag eingesetzt wurde.

„Erinnert ihr euch noch, welchen Trick wir letzte Woche gelernt haben, um unsere Gefühle zu verändern? (Antworten sammeln) Hier ist noch einmal unser Zeichen für diesen Trick (Bild zeigen). Was bedeutet denn dieses Zeichen (falls es noch nicht gesagt wurde)?"

„Wie ist es euch in der letzten Woche ergangen? Wer möchte uns denn heute von einem Gefühl erzählen, das er in der letzten Woche hatte? Hat in der letzten Woche vielleicht sogar jemand unseren Trick mit dem Lenkrad benutzt?"

4.3.2 Malrunde

Dauer: 10 Min.; am Tisch

Material: Malpapier, Buntstifte

„Wir fangen heute an mit einer kleinen Malrunde. Hier liegen schon Papier und Stifte für euch. Ihr sollt mal ganz für euch alleine ein Bild malen von einer Situation, in der es euch nicht so gut ging. Das kann etwas sein, was euch wütend gemacht hat oder wo ihr traurig wart oder auch eine Situation, in der ihr Angst hattet. Und es soll etwas sein, was wirklich passiert ist. Wenn ihr fertig seid, sammele ich die Bilder ein. Am Ende der Stunde brauchen wir sie noch einmal. Also, dann fangt jetzt an."

Gut zu wissen:

Da – ähnlich wie bei dem Seelenvogel – manche Kinder nicht gerne malen, kann es hilfreich sein, Kinder zu ermutigen oder ihnen eine Alternative anzubieten, wenn sie gar nicht zum Malen zu bewegen sind. Im Unterschied zu der Übung mit dem Seelenvogel werden die Bilder dieser Übung hier erneut gebraucht, daher ist es wichtig, dass jedes Kind – wenn möglich – ein Bild malt. Sollte dies nicht möglich sein, kann eine andere Gestaltungsform als Malen gewählt werden (kneten, etwas im Sand darstellen oder mit Lego o. Ä. nachbauen).

4.3.3 Tannenzapfenexperiment

Dauer: 10 Min.; im Stuhlkreis

Material: pro Kind ein Tannenzapfen, Uhr mit Sekundenzeiger, Strategiebild Gefühlsscheinwerfer

Zur Einführung in das Thema der Aufmerksamkeitslenkung wird mit den Kindern eine Übung durchgeführt, bei der der Körper mit einbezogen wird.

„Jetzt wollen wir ein kleines Experiment machen. Dieses Experiment funktioniert nur, wenn ihr genau das macht, was ich sage. Also, hört gut zu und haltet euch an die Regeln. Während des Experiments sollt ihr möglichst nicht sprechen. Sitzt ihr alle bequem? Okay, dann kann es losgehen. Jetzt schließt alle eure Augen und hebt ein Bein. Es ist egal, welches Bein das ist, und es reicht, wenn ihr das Bein ein bisschen anhebt, sodass der Oberschenkel nicht mehr den Stuhl berührt ... Die Augen bleiben geschlossen. Konzentriert euch auf euer Bein ... Merkt ihr, wie das Bein langsam schwer wird? Es ist ziemlich anstrengend, das Bein so zu halten. Langsam wird das Bein ein bisschen müde ... Spürt ihr das auch? Fühlt mal genau in euer Bein ..." (Nach 30 Sekunden wird die Instruktion beendet.) „So, jetzt könnt ihr euer Bein wieder abstellen. Die Augen bleiben noch geschlossen. Jetzt hebt ihr das andere Bein an, also das Bein, das ihr eben nicht angehoben habt. (Achten Sie darauf, dass alle Kinder das andere Bein wählen.) „Ich gebe euch jetzt einen Gegenstand in die Hand. Aber ihr dürft nicht sehen, was es ist, also haltet die Augen weiter geschlossen. Versucht mal, den Gegenstand zu ertasten. Wie fühlt er sich an? Welche Form hat er, wie ist die Oberfläche ...? Wisst ihr, was das sein könnte? Wie sieht der Gegenstand wohl aus? Welche Farbe hat er? Wo kann man ihn normalerweise finden?" (Nach 30 Sekunden wird die Instruktion beendet. Achten Sie darauf, dass das Bein während dieser Zeit angehoben bleibt und die Augen nicht geöffnet werden.) „So, jetzt könnt ihr euer Bein wieder abstellen und die Augen öffnen."

Achten Sie als Trainer oder Trainerin darauf, dass beide Durchgänge in dem Experiment gleich lang dauern (jeweils 30 Sekunden).

Fragen für das anschließende Kreisgespräch:

„Was meint ihr, war ein Bein länger als das andere oben oder waren sie gleich lang oben? Kam euch ein Durchgang länger vor als der andere? – Fühlte sich eines der beiden Beine schwerer an? Welches? Wann war es schwerer, das Bein zu halten? Woran kann das wohl liegen?"

Bei vielen Kindern hilft die Konzentration auf den Tannenzapfen. Es lenkt sie ab, wohingegen sie sich im ersten Durchgang auf das Bein und die damit verbundene Schwere konzentriert haben. Erarbeiten Sie mit den Kindern, dass die Ablenkung auf den Tannenzapfen geholfen hat, dass das Bein dadurch weniger schwer erschien bzw. die Zeit schneller zu vergehen schien. Erklären Sie, dass die Kinder dadurch selbst Einfluss genommen haben auf ihr Gefühl.

„Das Bein zu halten war also leichter, als ihr eure Aufmerksamkeit auf den Tannenzapfen gerichtet habt (Anmerkung: für manche jüngere Kinder ist Aufmerksamkeit ein ungewöhnliches Wort, Konzentration ist für einige gängiger). Wenn man also nicht an das Schlimme oder Schwere denkt, sondern an etwas anderes und sich damit ablenkt, dann ist die Situation leichter auszuhalten. Das ist der Trick, den wir heute probieren werden. Und das Zeichen für diesen Trick ist der Scheinwerfer.“ (Strategiebild zeigen, vgl. Abb. 8) „Mit dem Scheinwerfer kann man auch an verschiedene Stellen leuchten, sodass der Zuschauer an die Stelle schaut, wo der Scheinwerfer hin leuchtet. Und dann konzentriert sich der Zuschauer ganz auf die Stelle, die angeleuchtet wird. Wie wäre das denn gerade bei unserem Experiment gewesen? Wohin hätte der Scheinwerfer am Anfang (d. h. beim ersten Bein) geleuchtet? (Antwort: auf das angehobene Bein.) Und wo hat er später hin geleuchtet? (Antwort: auf den Tannenzapfen.) Und die Situation war schwerer, als der Scheinwerfer auch auf das geleuchtet hat, was schwer war. Und es wurde leichter, als ich woanders hin geleuchtet habe.“

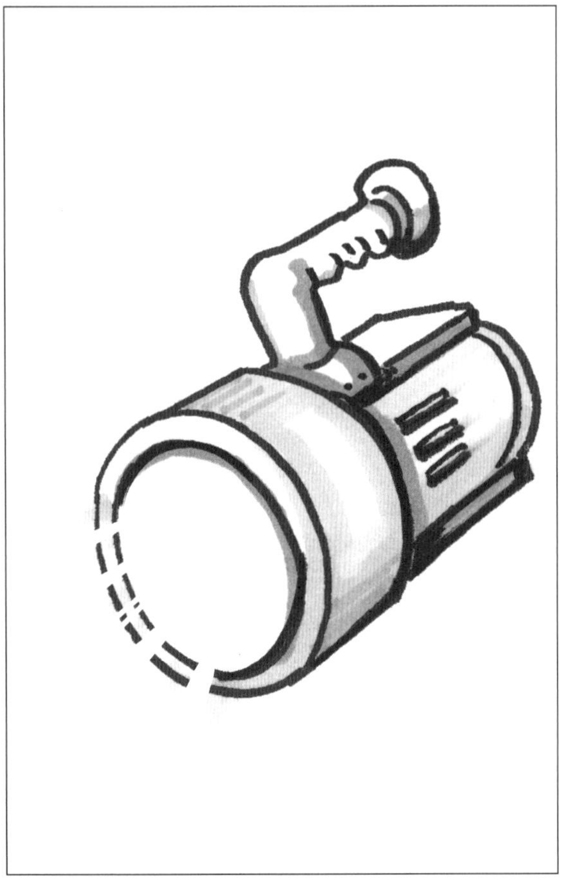

Abbildung 8: Strategiebild „Gefühlsscheinwerfer“

Gut zu wissen:

Wenn Kinder sich gegenseitig stark ablenken oder sehr ablenkbar sind, kann es nützlich sein, die Stühle jeweils nach außen zu drehen. Das reduziert die Möglichkeiten gegenseitiger Ablenkung erheblich. Man kann die für das Experiment notwendigen Bewegungen vorher auch einmal in der Gruppe üben. Das sichert den richtigen Ablauf innerhalb des Experiments: Kinder wissen dann, wie sie das Bein anheben, ohne es wieder auf dem Stuhl abzulegen, oder dass die Hände nicht als Stütze genutzt werden sollen. Beim Verteilen der Zapfen müssen Sie als Trainer oder Trainerin „auf Zack“ sein. Alles sollte griffbereit sein, die Zapfen schnell verteilt sein, sonst verstreicht u. U. zu viel Zeit.

4.3.4 Rollenspiele mit Scheinwerfereinsatz

Dauer: 20 Min.; freie Fläche

Material: Handscheinwerfer, Rollenspiele mit Scheinwerfereinsatz (Material 3), ggf. Handpuppen

Die Strategie des „Scheinwerfers“ wird den Kindern mithilfe von Rollenspielen vermittelt.

„Jetzt wisst ihr ja, wie das mit dem Scheinwerfer funktioniert und wir wollen das nun mal ausprobieren. Ich spiele euch jetzt eine kleine Geschichte vor und ihr sollt mit dem Scheinwerfer dahin leuchten, wo ich meine Aufmerksamkeit hinlenken soll, d. h. woran ich denken soll. Probiert mal aus, verschiedene Stellen anzuleuchten und schaut, was dann passiert.“

Wenn Sie meinen, der Gruppe fällt es schwer, sich zu einigen und den Scheinwerfer gemeinsam zu bedienen, bestimmen Sie zunächst einzelne Kinder und betonen, dass jeder mal dran kommt. Spielen Sie mit Puppen oder als Schauspiel die erste Geschichte aus Material 3 (vgl. Anhang auf S. 68) vor. Animieren Sie die Kinder ggf. erneut, verschiedene Stellen anzuleuchten. Reagieren Sie mit deutlich erkennbaren Emotionen auf die unterschiedlichen Variationen. Denken Sie daran, dass der Einsatz von Puppen in jeder Intervention davon abhängt, wie Sie diese bespielen und wie viele menschliche Züge Sie der Puppe verleihen können. Diese Kompetenz ist nicht Gegenstand des Manuals hier, aber es soll erwähnt werden, dass Puppen zum Leben erweckt werden müssen, damit sie ihre Wirkung optimal entfalten können.

Ab der zweiten Geschichte sollen die Kinder selber Rollen übernehmen. Später sollte die Fremdsteuerung der Aufmerksamkeitslenkung mittels des Scheinwerfers (durch die anderen Kinder) zunehmend in eine Selbststeuerung durch den jeweiligen Hauptdarsteller übergehen. Hierfür kann entweder eine Taschenlampe verwendet werden oder der Schauspieler instruiert die Kinder am Scheinwerfer, wohin sie leuchten sollen. Es sollte möglichst jedes Kind eingebunden sein (als Hauptdarsteller, Nebendarsteller, Scheinwerfer-Bediener); die Kinder sollten zwischendurch die Rollen/Aufgaben wechseln. Im Anschluss wird besprochen, ob die Kinder als Hauptdarsteller Unterschiede bemerkt haben, je nachdem wohin die Aufmerksamkeit gelenkt wurde.

Gut zu wissen:

Eine klare Rollenverteilung ist wichtig. Das gibt Struktur, weil die Kinder sonst anfangs etwas im Unklaren sind, was sie jetzt eigentlich machen sollen. Sie können das Rollenspiel mit den Schauspielern vorbesprechen oder auch die erste Position des Scheinwerfers absprechen. Mit einem Trainer oder einer Trainerin und einem Co-Trainer bzw. einer Co-Trainerin ist diese Übung deutlich einfacher, weil jeder dann einen Teil der Gruppe aktiv unterstützen kann.

Nutzen Sie das „Einfrieren" in bestimmten Momenten (z. B. nachdem der Scheinwerfer die Position verändert hat). So können Sie Gefühle der Schauspieler in der Gruppe besprechen und es bietet Ihnen als Trainer bzw. Trainerin auch die zeitliche Möglichkeit, nächste Schritte vorzubesprechen. Die Schauspielsequenzen werden so kürzer für die Kinder und damit auch überschaubarer, darstellbarer und verständlicher.

Lassen Sie immer nur ein Kind zu einer Zeit den Scheinwerfer bedienen, nicht mehrere! Das eine Kind kann beraten und unterstützt werden, es sollte aber kein Einigungsprozess an dem Scheinwerfer stattfinden müssen.

4.3.5 Bilder-Lösungen mit Scheinwerfereinsatz

Dauer: 10 Min.; im Stuhlkreis

Material: eigene Bilder

Nun wird mit den Kindern geübt, die Strategie des Scheinwerfers auf ihre eigenen Erlebnisse anzuwenden.

„So, jetzt holen wir mal eure Bilder, die ihr vorhin gemalt habt. Sucht mal hier euer Bild aus und setzt euch dann wieder." (Bilder verteilen.) „Ihr habt ja eben gelernt, dass man eine Situation weniger schlimm machen kann, wenn man mit dem Scheinwerfer von dem, was schlimm ist, wegleuchtet und sich damit ablenkt und sich auf etwas anderes konzentriert. Das sollt ihr jetzt auch mal bei euren Bildern versuchen. Ihr könnt jetzt einen Moment überlegen, wo ihr auf eurem Bild mit dem Scheinwerfer hin leuchten könnt, damit die Situation, die ihr gemalt habt, weniger schlimm für euch ist. Dann kann gleich jeder den anderen erzählen, welche Lösung ihm eingefallen ist. Und wenn euch nichts einfällt, ist das auch nicht schlimm, dann versuchen wir zusammen eine Lösung zu finden." (Geben Sie den Kindern einen Moment Zeit zum Überlegen.) „Wer möchte denn anfangen? Wer hat schon eine Lösung gefunden?"

Lassen Sie die Kinder zunächst kurz die Situation schildern und dann ihre Lösung nennen. Da die Kinder reale Problemsituationen und eigene negative Gefühle schildern, achten Sie besonders auf eine wertschätzende Gruppenatmosphäre.

Zeigen Sie Verständnis für das jeweils geschilderte Gefühl. Fragen Sie ggf., ob die anderen Kinder das auch kennen. Loben und verstärken Sie die Kinder für ihre Lösung. Fragen Sie ggf., ob einem der anderen Kinder noch eine weitere Lösung eingefallen wäre. Geben Sie Hilfestellung, wenn nötig, und beziehen Sie immer auch die anderen Kinder ein, wenn einem Kind keine passende Lösung eingefallen ist. Fragen Sie das betroffene Kind immer auch, ob ihm diese Lösung helfen könnte.

Wichtig: Die Bilder werden am Ende wieder eingesammelt, weil sie in der vierten Sitzung erneut benötigt werden.

Gut zu wissen:

Nicht immer sind Aspekte, auf die man die Aufmerksamkeit lenken könnte, auch wirklich auf den selbst gemalten Bildern abgebildet. Daher kann es manchmal vorkommen, dass Kinder zunächst keine Lösung finden mit dem Scheinwerfertrick. Dies kann vermieden werden, indem vorher nochmal kurz die Situation angesprochen wird (z. B. „Erinnert euch beim Überlegen noch einmal an die Situation. Vielleicht gibt es auch wichtige Dinge, die ihr nicht gemalt habt, bei denen ihr den Scheinwerfertrick gut einsetzen könntet.“).

4.4 Sitzung 4: Kognitive Veränderung – „Gefühlsbrille"

Inhalte der Sitzung
In der vierten Sitzung geht es um kognitive Veränderung und positive Selbstinstruktionen als Möglichkeit der Emotionsregulation. Durch Umstrukturierung der eigenen Gedanken sowie Neubewertung einer Situation kann eine Änderung der eigenen Gefühlslage erreicht werden. Positives Denken, eine positive Grundeinstellung und gezielte Veränderungen dysfunktionaler Gedanken sollen in dieser Sitzung vermittelt und eingeübt werden („Brillenexperiment", „Rosa Gedanken", „Bilder-Lösungen mit Brille"). Die anfängliche Fremdsteuerung dieser kognitiven Veränderungen wird im Laufe der Sitzung zunehmend in eine Selbststeuerung übergehen. Die vermittelte Emotionsregulationsstrategie soll abschließend auch anhand eigener kritischer Situationen eingeübt werden, um so die Wahrscheinlichkeit eines erfolgreichen Transfers auf alltägliche Situationen der Kinder zu erhöhen („Bilder-Lösungen mit Brille").   *Sitzungssymbol „Gefühlsbrille":* Eine positive Grundeinstellung und positive Selbstinstruktionen können das emotionale Befinden verbessern.

Materialien
– Strategiebilder Gefühlsscheinwerfer, Gefühlsbrille   – pro Kind eine Brille mit rosafarbigen und eine mit dunklen Gläsern   – Material 2.1: Situationsbilder „Wut 1" (Bruder stolpert über Bauklötze-Turm), „Traurigkeit 3" (Puppe verliert ein Bein), „Angst 1" (Angst im Dunkeln) und „Wut 4" (Streit um Puppe),   – Material 4.1: Instruktionen Brillenexperiment   – Material 4.2: Bewegungsspiele   – Material 4.3: Situationen für „Rosa Gedanken"   – selbstgemalte Bilder der Kinder aus Sitzung 3

Struktur der Sitzung

Inhalt	Dauer	Ziel
Rückblick und Austausch	8 Min.	
Brillenexperiment: Experiment	15 Min.	Wirkung positiver Gedanken erfahren, kognitive Veränderung
Bewegungsspiel	10 Min.	Ausgleich, Erholung, Spaß
Rosa Gedanken: Situationsbeschreibungen, Kreisgespräch	15 Min.	kognitive Veränderung, positive Selbstinstruktionen
Bilder-Lösungen mit Brille: Bildbetrachtung, Kreisgespräch	12 Min.	positive Selbstinstruktionen, kognitive Veränderung

4.4.1 Rückblick und Austausch

Dauer: 8 Min.; im Stuhlkreis

Material: Strategiebild Gefühlsscheinwerfer

„Erinnert ihr euch noch, welchen Trick wir letzte Woche gelernt haben, um unsere Gefühle zu verändern? (Antworten sammeln) Hier ist nochmal unser Zeichen für diesen Trick (Bild zeigen). Was bedeutet denn dieses Zeichen (falls es noch nicht gesagt wurde)?"

„Wie ist es euch in der letzten Woche ergangen? Wer möchte uns denn heute von einem Gefühl erzählen, das er in der letzten Woche hatte?"

„Hat in der letzten Woche vielleicht sogar jemand unseren Trick mit dem Gefühls-Scheinwerfer benutzt?"

4.4.2 Brillenexperiment

Dauer: 15 Min.; im Stuhlkreis

Material: pro Kind eine Brille mit rosafarbigen und eine mit dunklen Gläsern, Instruktionen Brillenexperiment (Material 4.1), Situationsbilder „Wut 1“ (Bruder stolpert über Bauklötze-Turm), „Traurigkeit 3“ (Puppe verliert ein Bein) und „Angst 1“ (Angst im Dunkeln) (Material 2.1)

Das Thema der vierten Sitzung wird den Kindern über ein Experiment nähergebracht.

„Heute wollen wir wieder ein Experiment machen. Dafür brauchen wir diese Brillen. Jeder von euch bekommt zwei Brillen, eine rosafarbene und eine schwarze. Durch die rosafarbene Brille sieht man alles ganz freundlich und schön. Aber durch die schwarze Brille sieht man alles ganz düster und schlecht. Setzt jetzt mal die schwarze Brille auf.“

Die genauen Instruktionen für die drei verschiedenen Situationsbilder (ein Beispiel zeigt Abb. 9) sind Material 4.1 zu entnehmen (vgl. Anhang auf S. 69). Hier sind zu den jeweiligen Bildern die passenden negativen und positiven Instruktionen angegeben. Geben Sie für jedes Bild zunächst die negative, dann die positive Instruktion. Dazwischen sollen die Kinder immer ihre Brillen wechseln. Nach jedem Bild besprechen Sie mit den

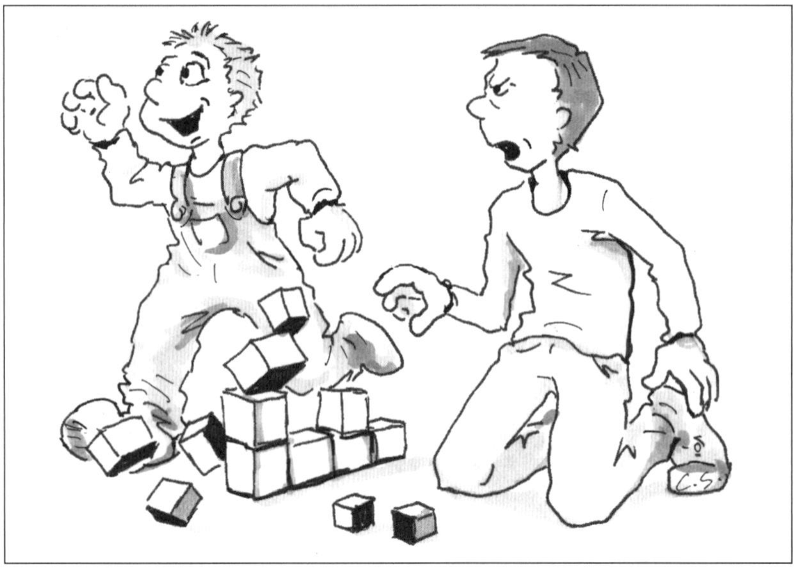

Abbildung 9:
Im Brillenexperiment eingesetztes Situationsbild

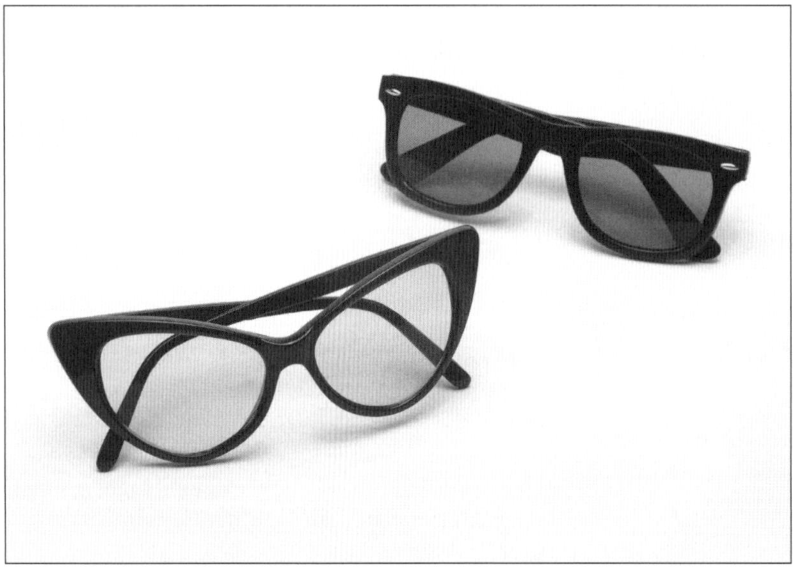

Abbildung 10:
Brillen mit rosafarbenen und schwarzen Gläsern für das Brillenexperiment

Kindern deren Empfindungen mit der schwarzen vs. rosafarbenen Brille (vgl. Abb. 10). Welche Unterschiede haben die Kinder bemerkt?

4.4.3 Bewegungsspiel

Dauer: 10 Min.

Material: Material 4.2 (Bewegungsspiele)

Wählen Sie von den Beispielen für Bewegungsspiele von Material 4.2 (vgl. Anhang auf S. 70) ein Spiel aus (in Abhängigkeit von Raumgröße, Gruppenzusammensetzung und Alter der Kinder). Die dort beschriebenen Spiele beziehen alle das Thema „Gefühle" ein.

Gut zu wissen:

Meist ist die Aufmerksamkeit und Anstrengungsbereitschaft der Kinder direkt nach dem Experiment noch sehr hoch. Das Spiel wird dann nicht unbedingt gebraucht und kann auch zu einem anderen Zeitpunkt eingesetzt werden. Es kann aber auch als Unterbrechung zwischen dem Brillenexperiment und den Rosa Gedanken genutzt werden.

4.4.4 Rosa Gedanken

Dauer: 15 Min.; im Stuhlkreis

Material: Situationen für „Rosa Gedanken" (Material 4.3), Strategiebild Gefühlsbrille, Situationsbild „Wut 4" Streit um Puppe

„Bei dem Experiment mit den Brillen eben habt ihr gemerkt, dass es euch besser geht und dass auch schwierige Situationen leichter sind, wenn ihr durch die rosafarbene Brille schaut, also, wenn ihr freundliche und nette Gedanken habt anstelle von ganz finsteren und traurigen oder wütenden Gedanken. Das ist der Trick, den wir heute ausprobieren. Und das Bild dafür ist eine Brille. (Strategiebild zeigen.) Und der Trick hilft noch besser, wenn euch nicht jemand anderes diese guten Gedanken sagt, sondern wenn ihr das selber macht. Schaut mal, wir haben hier ein Bild (Situationsbild „Wut 4" zeigen.) Wie fühlt sich das Kind wohl? Was könnte das Kind sich selber sagen, damit es ihm besser geht?"

Lesen Sie den Kindern im Anschluss an die Besprechung des Bildes die kurzen Situationsbeschreibungen aus Material 4.3 (vgl. Anhang auf S. 71) vor. Wiederholen Sie nach jeder Situationsbeschreibung Ihre Fragen an die Kinder (nach erlebten Gefühlen und positiven Selbstinstruktionen) und erarbeiten Sie gemeinsam mögliche positive Reaktionen für die jeweilige Situation.

Beispiele für positive Selbstinstruktionen: „Das schaff ich schon!"; „Das war bestimmt nicht böse gemeint!"; „Ist doch gar nicht so schlimm!"; „Gleich ist es vorbei!"; „Mama ist ja bei mir."; „Das ist Karl auch mal passiert, aber es war gar nicht so schlimm …" etc.

4.4.5 Bilder-Lösungen mit Brille

Dauer: 12 Min.; im Stuhlkreis

Material: eigene Bilder aus Sitzung 3, ggf. Brillen mit rosafarbigen Gläsern

„Ich habe heute nochmal die Bilder mitgebracht, die ihr letzte Woche gemalt habt. Sucht euch hier mal euer Bild." (Bilder verteilen.) „Ihr könnt den Trick mit der Gefühlsbrille jetzt ja schon ziemlich gut. Das sollt ihr jetzt auch mal bei euren Bildern versuchen. Ihr könnt jetzt einen Moment überlegen, welche guten Gedanken ihr euch sagen könnt, damit die Situation, die ihr gemalt habt, weniger schlimm für euch ist. Dann wird gleich jeder den anderen erzählen, welche Ideen ihm eingefallen sind. Und wenn euch nichts einfällt, ist das auch nicht schlimm, dann versuchen wir zusammen eine Lösung zu finden." (Geben Sie den Kindern einen Moment Zeit zum Überlegen.) „Wer möchte denn anfangen? Wer hat schon eine Idee?"

Lassen Sie die Kinder kurz ihr Bild zeigen und dann ihre Ideen nennen. Loben und verstärken Sie die Kinder für ihre Lösung. Fragen Sie ggf., ob einem der anderen Kinder noch eine weitere Lösung eingefallen wäre. Geben Sie Hilfestellung, wenn nötig und beziehen Sie immer auch die anderen Kinder ein, wenn einem Kind keine Lösung eingefallen ist. Fragen Sie das betroffene Kind immer auch, ob ihm diese Selbstinstruktion/diese guten Gedanken helfen könnten.

4.5 Sitzung 5: Reaktionsmodulation – „Gefühlsaufheller"

Inhalte der Sitzung
In der fünften Sitzung sollen die Kinder Möglichkeiten kennenlernen, die eigenen Gefühle positiv zu beeinflussen. Dazu zählen sowohl Strategien, um das eigene Wohlbefinden zu steigern (z. B. Entspannung, Suche nach sozialer Unterstützung, Ausgleich: „Was mir gut tut", „Austob-Spiele", „Traumreise", „Blinder Parcours") als auch die Vermeidung langfristig ungünstiger Emotionsregulationsstrategien wie z. B. Rumination und Emotionsverleugnung („Gefühlsprofi"). Das Ziel der Sitzung ist, mit den Kindern günstige Arten der Reaktionsmodulation zu trainieren und Alternativen für wenig hilfreiche Reaktionen zu finden. *Sitzungssymbol „Gefühlsaufheller":* Als Symbol zum Aufhellen der eigenen Stimmung.

Materialien
– Tafel, Flipchart, Plakat o. Ä. – Strategiebilder Gefühlsbrille, Gefühlsaufheller – Material 5.1: Traumreise – Hindernisse, z. B. Stühle, Tücher, Kisten etc. – ein blickdichtes Tuch/Schal zum Augenverbinden – Material 5.2: Geschichten „Gefühlsprofi"

Struktur der Sitzung

Inhalt	Dauer	Ziel
Rückblick und Austausch	5 Min.	
Was mir gut tut: Kreisgespräch	10 Min.	Reaktionsmodulation, eigene „Gefühlsaufheller" finden
Austob-Spiele: körperbetonte Spiele	10 Min.	Ablenkung, Ausgleich
Traumreise	10 Min.	Entspannung
Blinder Parcours: Gruppenspiel, Parcours	15 Min.	soziale Unterstützung erfahren
Gefühlsprofi: Vorlesegeschichten, Kreisgespräch	10 Min.	Reaktionsmodulation, Strategien zur Vermeidung ungünstiger Emotionsregulationsstrategien kennenlernen

4.5.1 Rückblick und Austausch

Dauer: 5 Min.; im Stuhlkreis

Material: Strategiebild Gefühlsbrille

„Erinnert ihr euch noch, welchen Trick wir letzte Woche gelernt haben, um unsere Gefühle zu verändern? (Antworten sammeln.) Hier ist nochmal unser Zeichen für diesen Trick (Bild zeigen). Was bedeutet denn dieses Zeichen (falls es noch nicht gesagt wurde)?"

„Wie ist es euch in der letzten Woche ergangen? Wer möchte uns denn heute von einem Gefühl erzählen, das er in der letzten Woche hatte?"

„Hat in der letzten Woche vielleicht sogar jemand unseren Trick mit der Gefühls-Brille benutzt?"

4.5.2 Was mir gut tut

Dauer: 10 Min.; im Stuhlkreis

Material: Plakat, Stift; Strategiebild Gefühlsaufheller

„In den letzten Wochen haben wir ja schon einige Tricks kennengelernt, mit denen man seine Gefühle verändern kann. Heute möchte ich von euch mal wissen, was ihr denn noch für Tricks kennt, damit ihr bessere Laune bekommt, oder was euch hilft, wenn ihr traurig, wütend oder ängstlich seid. Was fällt euch ein an Dingen, die euch gut tun und die ihr selber tun könnt?"

Es sollten mindestens die Strategien Ablenkung/Ausgleich, Entspannung und soziale Unterstützung suchen thematisiert werden. Beispiele:

- Ablenkung und Ausgleich: sich austoben, Sport machen, spielen etc.
- Entspannung: Musik/Hörspiel hören, lesen, kuscheln, ausruhen, träumen, Traumreise, vorgelesen bekommen, malen, spielen etc.
- Soziale Unterstützung suchen: Jemandem davon erzählen, sich trösten lassen, jemanden um Hilfe bitten/um Rat fragen, Verstärkung holen etc.

Die von den Kindern genannten Antworten sollten unter diese Strategien zusammengefasst werden bzw. ggf. um weitere Strategien ergänzt werden. Die Strategien sollten für alle sichtbar aufgeschrieben oder aufgemalt werden (z.B. Symbole wie Ball, Kissen, Sprechblase).

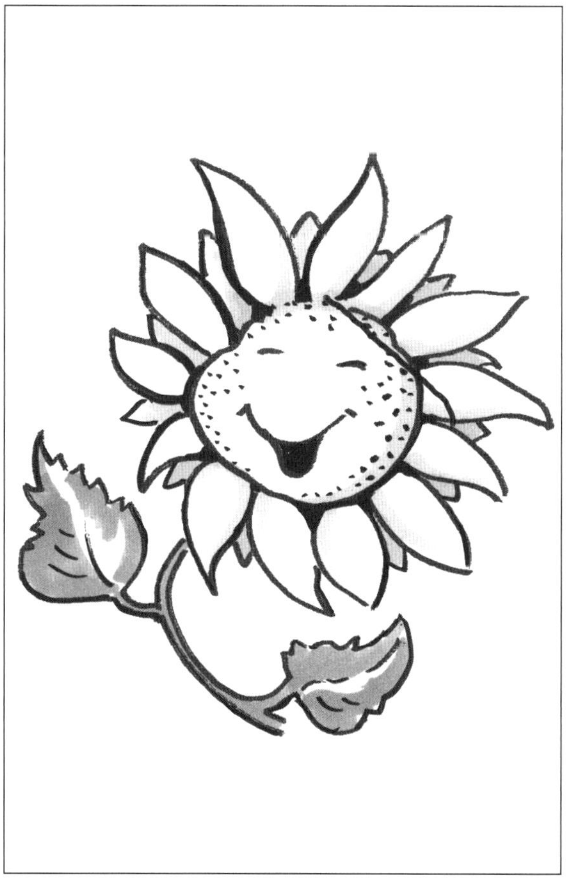

Abbildung 11: Strategiebild „Gefühlsaufheller"

„Wir haben ja jetzt schon viele Dinge gefunden, die uns gut tun und die wir machen können, damit wir uns besser fühlen und damit wir unschöne Gefühle vertreiben können. Und genau das ist der Trick, den wir heute üben wollen. Nämlich, sich selber etwas Gutes tun und seine Stimmung aufhellen. Und unser Zeichen dafür ist eine Sonnenblume. (Strategiebild zeigen; vgl. Abb. 11.) Das ist unser Gefühlsaufheller. Der macht unsere Laune besser. Und ihr habt jetzt schon viele Sachen gefunden, die man als Gefühlsaufheller nehmen kann. Jetzt wollen wir diese Sachen – diese Tricks – auch mal ausprobieren."

4.5.3 Austob-Spiele

Dauer: 10 Min.; freie Fläche

„Als erstes versuchen wir, diese doofen Gefühle abzuschütteln und einen Ausgleich zu finden. Mal sehen, ob das klappt ..."

Spiel 1: Bäumchen schüttel dich

„Und zwar spielen wir dafür jetzt ein Spiel, das heißt „Bäumchen schüttel dich". Wir sind die Bäume. Wir sind große Apfelbäume, die zusammen auf einer Obstwiese stehen. So stehen wir hier mit unseren Ästen, die sich in den Himmel strecken ..."

Stellen Sie sich so hin, dass alle Kinder Sie gut sehen können und strecken Sie Ihre Arme langsam nach rechts und links aus. Animieren Sie die Kinder, es Ihnen gleich zu tun.

„Oh, und seht ihr, an unseren Ästen, da hängen ganz, ganz viele schwere Äpfel dran. Puh ... die sind aber wirklich schwer, die Äpfel ziehen meine Äste richtig nach unten ..."

Ihre Arme werden langsam schwer und senken sich etwas gen Boden. Stellen Sie mimisch dar, wie schwer die Last der Äpfel ist.

„Das ist ja so ähnlich, als wenn man ganz traurig ist oder Sorgen hat, die können auch so schwer sein und uns belasten und nach unten ziehen … Aber ich habe eine Idee, was wir dagegen machen können. Wir schütteln mal langsam unsere Äste, da hängen ja die schwersten Äpfel … seht ihr, da purzeln schon die ersten Äpfel runter. Oh, das tut gut, oder? Jetzt nehme wir mal die Beine dazu … Da fallen immer mehr Äpfel runter … So, jetzt kommt noch der Po dazu. Alles richtig gut ausschütteln …"

Währenddessen schütteln Sie Arme, Beine und Po kräftig aus.

„Und, wie ist das für euch? Merkt ihr, wie die Arme leichter geworden sind und wie ihr euch besser fühlt?"

Spiel 2: Vertreib die Angst!

„So, jetzt verwandeln wir uns wieder in Menschen. Wir probieren jetzt nochmal etwas Ähnliches. Gerade haben wir die Traurigkeit vertrieben, jetzt wollen wir mal unsere Angst vertreiben. Denkt mal an etwas, was euch Angst macht. Das kann für jeden etwas anderes sein. Zum Beispiel der dunkle Keller oder ein großer bellender Hund oder auch ein Diktat … (kurze Pause) Habt ihr alle was gefunden, was euch Angst macht? Dann erinnert euch mal an das letzte Mal, wo ihr diese Angst hattet, so als ob sie jetzt wieder da wäre."

„Wir wollen die Angst jetzt vertreiben, ihr könnt euch selber aussuchen, wie ihr das machen wollt. Ihr könnt z. B. ganz große Sprünge machen oder ganz laut schreien. Oder ihr könnt tanzen und singen und lachen. Probiert mal aus, was bei euch am besten funktioniert, um die Angst zu vertreiben. Also, los geht's!"

Beginnen Sie, verschiedene Verhaltensweisen auszuprobieren, und bieten Sie den Kindern so ein Repertoire aus Verhaltensmöglichkeiten, aus denen sie wählen können. Besprechen Sie im Anschluss mit den Kindern kurz ihre Erfahrungen:

„Und, habt ihr die Angst vertreiben können?"

„Was hat denn besonders gut geklappt, um die Angst zu vertreiben? Was hat gar nicht geholfen? Das kann auch bei jedem anders sein."

4.5.4 Traumreise

Dauer: 10 Min.; im Stuhlkreis mit nach außen gerichteten Stühlen, sodass die Kinder sich nicht ansehen können

Material: Traumreise (Material 5.1)

„So, den ersten Trick haben wir jetzt schon ausprobiert. Das hat auch schon sehr gut geklappt. Ein weiterer Trick ist, etwas Schönes zu machen und sich zu entspannen. Vorhin hattet ihr schon ganz viele tolle Vorschläge, was man da alles machen kann."

„Wir probieren heute mal eine Traumreise. Dafür setzt ihr euch alle so in den Stuhlkreis, dass ihr euch nicht ansehen könnt. Das hilft, damit ihr gleich nicht gestört werdet und euch ganz auf die Traumreise konzentrieren könnt."

Lesen Sie die Traumreise (Material 5.1; vgl. Anhang auf S. 72) vor und achten Sie dabei darauf, dass die Kinder sich gegenseitig nicht zu sehr stören. Besprechen Sie im Anschluss mit den Kindern, ob ihnen die Traumreise gefallen hat und ob sie sich gut entspannen konnten. Wenn ein Kind mit dieser Art der Entspannung Schwierigkeiten hat, versuchen Sie eine Alternative zu finden (z. B. malen, Musik hören).

Gut zu wissen:

Wir haben von Kindern häufiger die Rückmeldung bekommen, bei der Traumreisegeschichte handele es sich um eine „Mädchengeschichte". Eine entsprechende Abwandlung kann je nach Gruppe hilfreich sein.

4.5.5 Blinder Parcours

Dauer: 15 Min.; freie Fläche, auf der mit Stühlen, Tüchern etc. ein Parcours aufgebaut ist

Material: Tuch, Hindernisse

„Die Tricks, die wir bisher ausprobiert haben, kann man auch super alleine anwenden. Aber es gibt einen Trick, für den man unbedingt andere Menschen braucht. Und zwar haben wir ja schon gesagt, dass gegen doofe Gefühle auch hilft, wenn man mit jemandem darüber spricht oder wenn man sich Hilfe holt. Wir probieren das jetzt in einem Spiel aus. Ihr müsst gleich durch einen Parcours laufen, das heißt, wir bauen hier gleich Hindernisse und Fallen auf und immer einer von euch muss versuchen, da durch zu kommen. Aber das ist noch nicht alles: Ich verbinde euch vorher die Augen, ihr seid also blind, wenn ihr durch den Parcours lauft. Aber zum Glück sind ja die anderen Kinder da, die werden euch helfen und euch zurufen, wo ihr langgehen müsst. Und ihr werdet sehen, mit Hilfe geht das dann viel einfacher. Wer möchte denn anfangen und als erster durch den Parcours laufen?“

Am besten schicken Sie das jeweilige Kind kurz vor die Tür, wo es die Augen verbunden bekommt, während Sie schon den Raum vorbereiten. Bei jedem neuen Kind sollten die Hindernisse ein wenig verändert werden.

Je nachdem, wie geschickt die Kinder sich anstellen, können sie nur einmal durch den Raum gehen oder den Rückweg auch blind bewältigen. Unterstützen sie die helfenden Kinder – wenn nötig – mit vorsichtigen Hinweisen.

Gut zu wissen:

Kinder können gerade zu Beginn Hilfe gebrauchen beim Instruieren. Hilfreich sind Beispiele von guten, konkreten Instruktionen z. B. „Jetzt stehen bleiben“, „Als nächstes rechts herum drehen“ usw.).

Eine Änderung der Hindernisse muss nicht unbedingt sein, da die Aufgabe für viele Kinder noch schwer genug ist. Ändern Sie die Hindernisse, wenn notwendig, ansonsten können Sie hier auch Zeit einsparen, da jede Veränderung des Parcours Zeit braucht.

Eine Teilung der Gruppe bei großen Gruppen kann günstig sein, sodass immer 3 bis 4 Kinder zusammen arbeiten. Das „blinde“ Kind hat dann 2 bis 3 Unterstützer. So sind auch mehrere Kinder gleichzeitig aktiv.

Im Anschluss können Sie die Übung nachbesprechen (Was hat gut geklappt? Was war schwierig für dich? Hättet ihr es ohne Helfer geschafft?).

4.5.6 Gefühlsprofi

Dauer: 10 Min.; im Stuhlkreis

Material: Geschichten Gefühlsprofi (Material 5.2)

„Ihr kennt euch jetzt ja schon ziemlich gut damit aus, wie man seine Gefühle verändern kann und was gute Tricks sind, damit bestimmte Gefühle schnell verschwinden. Ich erzähle euch jetzt mal von ein paar Kindern, die das noch nicht so gut können. Nachdem ich eine Geschichte erzählt habe, überlegt ihr mal, was diese Kinder anders machen könnten. Was würdet ihr denen raten?“

Lesen Sie jeweils eine Geschichte vor (Material 5.2; vgl. Anhang auf S. 73) und wiederholen Sie ggf. die Instruktion. Erarbeiten Sie mit den Kindern günstigere Lösungen. Dazu können Strategien des Gefühlsaufhellers genutzt werden, aber auch andere Ideen, die z. B. Rückgriff auf bisher erarbeitete Strategien nehmen.

4.6 Sitzung 6: Emotionsbezogenes Problemlösen – „Gefühlsampel“

Inhalte der Sitzung
In der sechsten und letzten Sitzung wird der Problemlöseansatz beim Umgang mit Emotionen eingeführt („Ampel-Symbol“). Verbunden wird die Einübung dieses Ansatzes mit der Wiederholung und Festigung der bisher erlernten Emotionsregulationsstrategien, die als Problemlösungen am Ende des Problemlöseprozesses eingesetzt werden („Plakatmalen“, „Ampel-Spiele“, „Problemlöse-Memory“). Durch die überlegte Auswahl und den selbstständigen Einsatz der bereits bekannten Emotionsregulationsstrategien soll außerdem das Selbstkontrollverhalten gestärkt werden.
Sitzungssymbol „Ampel“: Die einzelnen Ampelphasen stehen symbolisch für den Problemlöseprozess: rot = innehalten (bei starkem negativen Gefühl); gelb = überlegen (welche Handlungsmöglichkeiten bestehen?); grün = handeln.

Materialien
– großes Plakat (in vier Bereiche unterteilt, in jedem Kasten ist jeweils ein Strategiebild abgebildet bzw. aufgeklebt) – bunte Stifte – Strategiebilder – Spielzeugampel – Memory-Spiel aus den Situationsbildern (Material 2.1; insgesamt 36 Kärtchen, da jedes Bild zweimal vorkommen muss) – Material 6: Urkunde

Struktur der Sitzung

Inhalt	Dauer	Ziel
Rückblick und Austausch	5 Min.	
Plakat-Malen	10 Min.	Reflexion bisher erlernter Strategien
Ampel: Kreisgespräch	10 Min.	emotionsbezogenes Problemlösen
Ampel-Spiele: Rollenspiele mit Fremd- und Eigenregie	20 Min.	emotionsbezogenes Problemlösen
Problemlöse-Memory: Memory-Spiel	10 Min.	Verständnis aufbauen, welche Situationen welche Gefühle auslösen können, emotionsbezogenes Problemlösen
Übergabe der Abschlussurkunde	5 Min.	

4.6.1 Rückblick und Austausch

Dauer: 5 Min.; im Stuhlkreis

Material: Strategiebild Gefühlsaufheller

„Erinnert ihr euch noch, welchen Trick wir letzte Woche gelernt haben, um unsere Gefühle zu verändern? (Antworten sammeln.) Hier ist nochmal unser Zeichen für diesen Trick (Bild zeigen). Was bedeutet denn dieses Zeichen (falls es noch nicht gesagt wurde)?“

„Wie ist es euch in der letzten Woche ergangen? Wer möchte uns denn heute von einem Gefühl erzählen, das er in der letzten Woche hatte?“

„Hat in der letzten Woche vielleicht sogar jemand unseren Trick mit dem Gefühls-Aufheller benutzt?“

4.6.2 Plakat-Malen

Dauer: 10 Min.; am Tisch oder auf freier Fläche

Material: Plakat mit Strategiebildern, Stifte

Das Plakat mit den vier Bereichen (die für die bisherigen Sitzungen/Strategien stehen), wird an eine Wand gehängt oder auf den Tisch/Boden gelegt, sodass die Kinder alle vier Kästen gut erreichen können.

„Heute treffen wir uns hier ja zum letzten Mal zusammen. In den letzten Wochen seid ihr alle schon richtige Gefühlsprofis geworden! Und um nicht zu vergessen, was ihr alles gelernt habt und was wir alles zusammen gemacht haben, wollen wir heute ein Plakat malen, das uns an alle diese Dinge erinnern kann. Schaut mal, das Plakat hier hat vier Kästen. In jedem Kasten ist ein Bild von einem Trick, den wir geübt haben. Hier seht ihr z.B. das Bild vom Scheinwerfer. Wisst ihr noch, was der bedeutet?“

Besprechen Sie die übrigen Symbole ggf. auch nochmal kurz.

„Ihr seht, jeder Trick hat also einen eigenen Kasten. Überlegt mal, an was ihr euch besonders gut erinnern könnt oder was ihr besonders gut fandet von den Sachen, die wir hier zusammen gemacht haben. Das dürft ihr dann auf unser Plakat malen, immer in den passenden Kasten.“

Bei dieser freien Aufgabenstellung benötigen einige Kinder möglicherweise Hilfestellung und Begleitung, sowohl um Gelerntes zu erinnern, als auch um zu entscheiden, in welchen Kasten es gehört.

4.6.3 Ampel

Dauer: 10 Min.; im Stuhlkreis

Material: Spielzeugampel

Die Ampel wird als Symbol für den Problemlöseprozess eingeführt. Hierfür wird eine funktionierende Spielzeugampel benötigt (vgl. Abb. 3 auf S. 25).

„Heute lernt ihr einen ganz wichtigen Trick kennen. Das Zeichen für diesen Trick wird die Ampel sein. (Ampel zeigen.) Und unsere Ampel kann die Farben wechseln wie eine richtige Ampel auch. Was bedeutet es denn, wenn eine Ampel auf „Rot“ steht? (Antwort: Stopp! Stehen bleiben!) Ganz genau. Wenn unsere Ampel auf „Rot“ steht, heißt das auch „Stopp!“. Und zwar wird die Ampel immer dann Rot, wenn es ein Problem gibt. Also immer, wenn wir gerade wütend werden oder wenn wir merken, dass wir Angst bekommen oder traurig werden. Immer dann springt die Ampel gleich auf Rot und sagt uns „Stopp!“. Und dann müssen wir stoppen mit dem, was wir tun. Dann schaltet die Ampel direkt auf Gelb. (Auf Gelb umschalten.) Gelb heißt: „Denk nach!“. Das heißt, wir müssen nachdenken, was wir tun können, damit das Problem verschwindet, damit es uns wieder besser geht. Wir kennen ja schon viele Tricks. Die haben wir auch eben nochmal aufgemalt. Aus diesen Tricks müssen wir jetzt einen aussuchen, den wir machen können, damit es uns besser geht. Wenn wir einen ausgesucht haben, springt die Ampel auf Grün. (Auf Grün umschalten.) Und das heißt: Weiter geht's! Dann müssen wir den Trick nur noch anwenden. Also, mal sehen, ob ihr gut aufgepasst habt … Was heißt Rot? (Stopp!) Was heißt Gelb? (Denk nach!) Und was heißt Grün? (Weiter geht's!) Okay, einmal üben wir das noch. Ich schalte die Ampel gleich immer um und ihr ruft laut den Befehl. Startklar?“

Gehen Sie den Ampelprozess etwa zweimal durch.

4.6.3 Ampel-Spiele

Dauer: 20 Min.; auf freier Fläche

Material: Spielzeugampel

„Jetzt wollen wir den Ampel-Trick mal ausprobieren. Dafür spielen wir wieder Rollenspiele. Das kennt ihr ja schon. Einige Kinder spielen eine Geschichte, die ihr euch selber ausdenken könnt. Ihr sollt in der Geschichte den Ampel-Trick benutzen. Also, wenn ein Problem in der Geschichte auftritt, sagt ihr euch laut die Ampel-Befehle und sucht eine Lösung. Die anderen Kinder müssen den Schauspielern helfen. Sie sollen die Ampel bedienen und die Ampel-

Befehle rufen. Und wenn dem Schauspieler in der gelben Ampelphase keine Lösung einfällt, dann seid ihr Souffleure und Souffleusen. Wisst ihr, was das ist? Das ist wie im richtigen Theater. Das heißt nämlich, wenn ihr eine Idee habt, was der Schauspieler bzw. die Schauspielerin tun könnte, dann sagt ihr ihm oder ihr das leise vor. Und wenn der Schauspieler für seine Lösung noch mehr Personen braucht, dann darf er sich von den Zuschauern jemanden zur Hilfe holen. Alles klar soweit? Wir probieren das mal."

Die Kinder sollen eigene Geschichten einbringen. Mit der Zeit sollte die Fremdsteuerung durch die anderen Kinder und die Ampel zunehmend in eine Selbststeuerung übergehen. Der Hauptdarsteller der Geschichte soll sich selber laut die Ampel-Befehle geben, die anderen Kinder können daraufhin die Ampel passend einstellen. Es sollte jedes Kind eingebunden sein (als Hauptdarsteller, Nebendarsteller, Ampel-Bediener, Souffleur); die Kinder sollten zwischendurch die Rollen/Aufgaben wechseln. Wenn möglich, sollte jedes Kind einmal Hauptdarsteller sein.

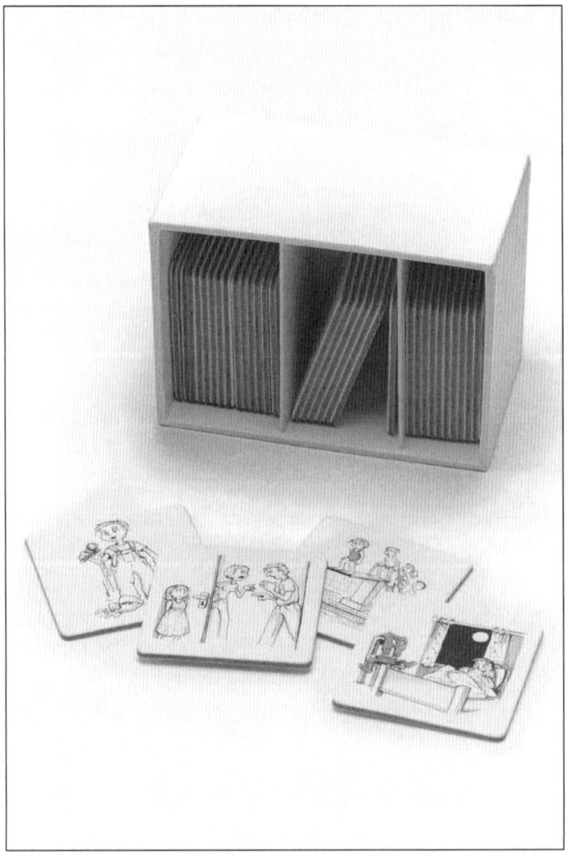

Abbildung 12: Memory-Spielkärtchen aus den Situationsbildern

4.6.4 Problemlöse-Memory

Dauer: 10 Min.; am Tisch oder auf freier Fläche

Material: Memory-Spiel aus den Situationsbildern (Material 2.1)

„Ihr kennt sicher alle das Spiel Memory, oder? Okay, wer von euch kennt denn auch Klatschmemory?"

Lassen Sie das Spiel von einem der Kinder erklären (falls es bekannt ist) und ergänzen Sie ggf. Spielregeln. Für das Spiel werden die Situationsbilder je zweimal in einem kleinen Format benötigt (vgl. Abb. 12).

Spielerklärung. Alle Kartenpärchen werden wie bei Memory verdeckt auf dem Tisch/Boden verteilt. Reihum darf ein Kind zwei Karten umdrehen. Wenn es zwei passende Karten erwischt, darf es sie behalten. Bei Klatschmemory wird nun immer eine der beiden umgedrehten Karten offen liegen gelassen. Sobald eine Karte umgedreht wird, deren Paarling schon offen auf dem Tisch liegt, muss die bereits offen liegende Karte abgeklatscht werden. Wer das als Erster schafft, gewinnt das Pärchen. Dann ist das nächste Kind in der Runde dran.

„Ich habe euch ein ganz besonderes Memory-Spiel mitgebracht. Auf den Karten sind verschiedene kleine Situationen und Geschichten abgebildet. Die meisten Bilder kennt ihr schon. Mit diesen Bildpaaren spielen wir gleich Klatschmemory. Wer von euch ein Pärchen gewonnen hat, soll kurz sagen, wie sich das Kind auf dem Bild wohl fühlt oder wie ihr euch fühlen würdet, wenn euch das passieren würde. Und wenn sich das Kind auf dem Bild nicht gut fühlt, sollt ihr außerdem überlegen, was das Kind tun könnte, damit es ihm besser geht. Dafür könnt ihr unser Plakat ansehen, da haben wir ja alle Tricks, die wir jetzt kennen, aufgemalt. (Auf Plakat zeigen.) Überlegt mal, welchen Trick das Kind am besten benutzen könnte. Okay, los geht's!"

Verteilen Sie die verdeckten und gemischten Karten so, dass die Kinder möglichst an alle Karten reichen können. Wiederholen Sie während des Spiels ggf. die Instruktion.

Gut zu wissen:

Die gefundenen Pärchen sollten zügig von der Trainerin bzw. dem Trainer eingesammelt werden, da sonst je nach Gruppe und Kinder auch schon mal schnell die Spielleistung des einzelnen Kindes im Sinne des Gewinnens in den Vordergrund rückt. Damit kommen dann auch Vergleiche („ich kann das besser als du"), und es fördert den Streit zwischen Kindern statt die Fokussierung auf das Abräumen des Kartentisches.

4.6.5 Übergabe der Abschlussurkunde

Dauer: 5 Min.; am Tisch

Material: Urkunde (Material 6)

Am Schluss des Trainings bekommen die Kinder eine Urkunde (vgl. Anhang auf S. 74), die ihnen den erfolgreichen Trainingsabschluss bescheinigen und sie als „Gefühlsprofi" ausweisen.

Gut zu wissen:

Es ist sinnvoll, dass Trainerinnen und Trainer die durchgeführten Sitzungen evaluieren und dokumentieren. Dazu finden sich auf der bei liegenden CD-ROM Checklisten, die von Trainern und Trainerinnen genutzt werden können (vgl. auch Anhang, S. 79 und 81). Es geht dabei einerseits um die Trainingsreflexion (S. 81) und andererseits auch um die Reflexion der Gruppenzusammensetzung, der Gruppendynamik sowie der Interaktion zwischen Trainer bzw. Trainerin und Gruppe („Dokumentationsbogen für eine einzelne Sitzung"; S. 79).

In Kapitel 7 finden sich weiterhin Überlegungen zum Kinderschutz, da es möglich ist, dass im Rahmen einer Trainingsdurchführung Auffälligkeiten erkennbar werden, die weitere Maßnahmen zum Kinderschutz erforderlich machen.

Im Rahmen der durchgeführten Studien (vgl. Kapitel 6) haben wir Trainer und Trainerinnen mit unterschiedlichen Qualifikationsgraden in Abhängigkeit von der Zielgruppe eingesetzt (universelle Prävention im Rahmen von Schulklassen bis hin zu therapeutische Zusatzintervention im Rahmen ambulanter und stationärer Versorgung von Kindern mit psychischen Erkrankungen). Personen, die keine oder wenig Erfahrung mit Gruppen haben, müssen in den Umgang mit einer Gruppe eingearbeitet werden, bevor sie dieses Training anwenden. Die Fertigkeiten und Kenntnisse, die dafür notwendig sind, sind nicht Bestandteil dieses Manuals, weil sie übergreifende Fertigkeiten erfordern. In Kapitel 7 geben wir einige allgemeine Hinweise zu dieser Thematik.

Es ist wichtig, konkrete Maßnahmen anwenden zu können, um Kindern bei ihrer Verhaltenssteuerung zu helfen, falls dies notwendig werden sollte. Die Kinder in den Gruppen sind sehr unterschiedlich und jedes Kind bedarf einer individuellen Förderung. Manche Kinder sind sehr impulsiv, andere sehr zurückgezogen. Verhaltenstherapeutische Grundfertigkeiten zum Aufbau und auch zum Abbau von bestimmten Verhaltensweisen sind hier hilfreich (z. B. sich zurückziehen → ermutigen, loben; sich zu stark in den Mittelpunkt stellen → beruhigen und darin unterstützen, sich in der Gruppe als gleichberechtigtes Mitglied zu fühlen und zu verhalten).

Kapitel 5

Elternsitzungen

Um der Rolle von Eltern bei der Entwicklung der Emotionsregulationskompetenzen ihrer Kinder gerecht zu werden (vgl. das Tripartite-Modell von Morris et al., 2007), ist es sinnvoll, das Kindertraining durch Elternsitzungen zu begleiten. Im Folgenden soll auf einige Basiselemente der beiden optionalen Elternsitzungen kurz eingegangen werden, wobei jedoch die konkrete Ausgestaltung der Trainingsleiterin bzw. dem Trainingsleiter überlassen bleibt. Wichtige Bestandteile der Elternsitzungen können die folgenden Themen sein:

a) das eigene Modellverhalten der Eltern im Umgang mit Gefühlen,
b) die Kommunikation über Gefühle mit dem Kind und
c) Möglichkeiten der emotionalen Unterstützung eines Kindes in schwierigen Problemlagen.

Einige allgemeine Hinweise zur Umsetzung dieser Thematiken in den Elternsitzungen sind im Folgenden zusammengestellt.

5.1 Sitzung 1: Trainingshintergründe

Die erste Elternsitzung dient dazu, dass Eltern und Trainingsleitung sich gegenseitig kennenlernen sowie Wünsche und Erwartungen besprochen werden. Dabei soll insbesondere verdeutlicht werden, dass das Training auch primärpräventiv eingesetzt wird, um psychosoziale Probleme schon im Vorfeld zu vermeiden. Mit dem Training können auch korrektive Zielsetzungen verfolgt werden, unter Umständen sind jedoch umfangreichere und gezieltere Interventionen notwendig, um spezifische Probleme anzugehen.

In einem zweiten Sitzungsabschnitt soll herausgearbeitet werden, warum der Erwerb von Emotionsregulationskompetenzen wichtig ist. Die Eltern sollen dazu zunächst in Kleingruppen überlegen, welche Situationen sie selbst erlebt haben, in denen sich Emotionen als hilfreich oder weniger hilfreich erwiesen haben. Sie sollen dabei herausarbeiten, welche Funktionen mit Emotionen (wie Angst oder Wut) verbunden sein können und welche Konsequenzen sich daraus ergeben können. Um mögliche negative Konsequenzen zu vermeiden, kann es sinnvoll sein, Emotionsregulationskompetenzen zu erlernen.

In einem dritten Sitzungsabschnitt sollen die Eltern in der Gruppe reflektieren, wie sie selbst zu den Emotionsregulationskompetenzen ihrer Kinder beitragen (z. B. durch ihre Vorbildfunktion, durch Instruktionen an ihre Kinder, durch ihren Emotionsausdruck in bestimmten Situationen etc.). Um das eigene Modellverhalten im Umgang mit Gefühlen zu adressieren, wird mit den Eltern besprochen, dass sie selber ein Vorbild für den Umgang mit Emotionen für das Kind darstellen. Daher ist es wichtig, dass Eltern sich verdeutlichen, wie sie selber mit aufkommenden Emotionen umgehen (Beispiel: „Kinder können lernen, mit ihren Gefühlen umzugehen, indem sie anderen zusehen. Zeigen Sie Ihrem Kind, wie Sie mit Gefühlen umgehen.“). Es soll dabei deutlich werden, dass es vielfältige Anlässe gibt, durch die Eltern zu den Emotionsregulationskompetenzen ihrer Kinder beitragen. Die Eltern sollen ermutigt werden, darüber nachzudenken, welche Fertigkeiten Kinder brauchen, um ihre Emotionen zu regulieren und wie sie als Eltern diese Fertigkeiten fördern können.

Gut zu wissen:

Eltern nehmen vor allem auch eine zentrale Rolle bei der Versprachlichung von Emotionen ein. In der praktischen Durchführung des Trainings konnten wir häufig beobachten, dass vielen teilnehmenden Kindern zu Beginn der Kurse nur sehr wenige und undifferenzierte sprachliche Mittel zur Beschreibung von Gefühlszuständen zur Verfügung standen. Dies traf sowohl auf primäre Emotionen (z. B. Wut, Angst, Trauer) als auch auf sekundäre Emotionen (z. B. Scham/Stolz) zu. Meist wurden die emotionalen Zustände als z. B. ausschließlich gut vs. schlecht beschrieben. Diese begrenzte Ausdrucksmöglichkeit konnte nach unserem Eindruck durch die häufig wiederholte Versprachlichung während des Trainings gesteigert werden. Auch bei Eltern können ausreichende sprachliche Möglichkeiten nicht zwingend vorausgesetzt werden, sodass es hilfreich sein könnte, Eltern die sprachliche Breite von Gefühlsbegriffen zu erläutern. Unabhängig von der Erweiterung der sprachlichen Möglichkeiten sollte Eltern verdeutlicht werden, dass Kinder ihre Emotionen nicht zwingend selbstständig klar zuordnen und differenziert wahrnehmen können, auch dann, wenn den Eltern selbst völlig klar zu sein scheint, welche Emotion ihr Kind aktuell erlebt. Sie können ihre Kinder hier unterstützen, indem sie deren Emotionen differenziert spiegeln („Du wirkst erschöpft/traurig/enttäuscht/wütend/ängstlich." vs. „Du bist schlecht drauf."/„Ich glaube, dir geht es nicht gut."), und ihren Kinder so sprachliche Kategorien anbieten, die diese zunehmend selbstständig nutzen können. Dabei können auch emotionale Symptome wie Körperreaktionen (z. B. Zittern, Schwitzen) oder Kognitionen mit der jeweiligen Emotion in Verbindung gebracht werden (z. B. „Du zitterst, weil du starke Angst hast.", „Du denkst, dass Marco nicht mehr dein Freund sein will, sodass du deshalb traurig/wütend bist."). Den Kindern sind die Verbindungen nicht selbstverständlich klar. Den Eltern sollte auch vermittelt werden, welche Schwierigkeiten invalidierende emotionsbezogene Aussagen (z. B. „Das tut doch gar nicht weh!", „Jungen haben keine Angst!", „Du darfst nicht wütend auf deine Schwester/deinen Bruder sein.") für ein Kind bedeuten können, wenn es sich in diesem Bereich in der Entwicklung befindet.

Zum Abschluss der Sitzung soll auf einige Übungen eingegangen werden, die während des Trainings mit den Kindern durchgeführt werden. Es soll dabei überlegt werden, wie die Eltern ihre Kinder bei der Umsetzung der Übungen im Alltag unterstützen können. Den Eltern wird das Programm der Kinder vorgestellt und es wird mit ihnen in der ersten Sitzung besprochen, wie sie selber diese einzelnen Komponenten vorleben können im häuslichen Alltag. Für die Kommunikation über Gefühle mit dem Kind werden die Eltern angeleitet, wie sie mit ihren Kindern über Gefühle sprechen können (z. B. indem sie ihr Kind fragen, was bestimmte Ereignisse bei ihm/ihr oder jemand anderem auslösen). Um ihr Kind anzuregen, die Gefühle anderer sowie den Einfluss angenehmer und unangenehmer Ereignisse auf sich selbst und andere zu bedenken, lernen Eltern, ihre Kinder zu ermutigen, ihre Sichtweise zu beschreiben (z. B. „Ich frage mich, wie es Julian jetzt wohl geht. Was glaubst du, wie würdest du dich an seiner Stelle fühlen?").

5.2 Sitzung 2: Trainingsreflexion

In der zweiten Elternsitzung erfolgt zunächst eine Abfrage zu den anfangs geäußerten Erwartungen und Befürchtungen. Die Eltern sollen auf die Frage eingehen, ob sich ihre Erwartungen an das Training erfüllt haben und ob ggf. anfangs vorhandene Befürchtungen eingetreten sind. Weiterhin sollen die Eltern auf die Frage eingehen, ob sie Trainingswirkungen bei ihrem Kind beobachtet haben (im positiven oder auch im negativen Sinne).

Die Trainingsleiterin bzw. der Trainingsleiter sollte im Folgenden auf Eindrücke und Beobachtungen aus den Trainingssitzungen eingehen. Dabei sollten nicht einzelne Kinder im Fokus stehen, sondern das allgemeine Trainingsgeschehen. Falls sich bei einzelnen Kindern Auffälligkeiten gezeigt haben, sollte dieses eher in einem persönlichen Gespräch mit den jeweiligen Eltern angesprochen werden.

Im Anschluss kann mit den Eltern zusammen überlegt werden, wie sie nach dem Trainingsabschluss weiterhin dazu beitragen können, die Emotionsregulationskompetenzen ihrer Kinder zu fördern. Es sollen dazu insbesondere auch Möglichkeiten der emotionalen Unterstützung eines Kindes in schwierigen Problemlagen thematisiert werden.

Weiterhin kann mit den Eltern geübt werden, wie sie ihrem Kind bei dem schrittweisen Erlernen eines Problemlöseprozesses behilflich sein können (Beispiel: „Bringen Sie Ihrem Kind bei, sich mit Problemen selbstständig auseinanderzusetzen, statt ihm alles abzunehmen. Gratulieren Sie ihm, wenn es ein Problem eigenständig gelöst hat. Sie können Ihrem Kind die folgenden Schritte zum Problemlösen vermitteln: Das Problem genau beschreiben und ein klares Ziel formulieren, sich verschiedene Lösungsmöglichkeiten überlegen, Vor- und Nachteile der Lösungsmöglichkeiten abwägen, die beste Lösung auswählen und einen Plan zur Umsetzung machen, die Lösung bzw. den Plan ausprobieren, auswerten, wie die Umsetzung der Lösung geklappt hat, und diese eventuell anpassen."). Gegebenenfalls könnten dazu einige Übungen besprochen werden, die zu einer Weiterführung im Alltag geeignet sein könnten (z. B. die Nutzung der Gefühlsampel, um dadurch den Problemlöseansatz beim Umgang mit Emotionen weiter zu nutzen).

Abschließend kann noch auf weitere Förderungsmöglichkeiten für Kinder eingegangen werden, die vor Ort zur Verfügung stehen, falls die Eltern noch weiteren Förderbedarf für ihre Kinder sehen. Es sollte darauf hingewiesen werden, dass mit einem Emotionsregulationsprogramm nicht alle gegenwärtigen und zukünftigen Probleme von Kindern gelöst werden können und dass weitere Unterstützungsmöglichkeiten vorhanden sind, die Eltern nutzen können. Es ist auch der Hinweis wichtig, dass frühzeitig gehandelt werden sollte, da es leichter ist, Entwicklungsrichtungen zu ändern, wenn sie rechtzeitig erkannt werden und frühzeitig interveniert wird.

Kapitel 6

Trainingsevaluation

6.1 Pilotstudie

In einer ersten Evaluationsstudie, die überwiegend Pilotcharakter hatte, wurde ein Versuch unternommen, die Anwendbarkeit des Trainings in verschiedenen Settings (Schule, psychotherapeutische Ambulanz, Tagesklinik) zu untersuchen. Die Effektivität des Trainings wurde im Hinblick auf eine Verbesserung der Emotionsregulationskompetenzen der Kinder analysiert. An der Pilotstudie nahmen insgesamt 79 Kinder im Alter von 6 bis 9 Jahren teil. Davon bildeten 33 Kinder eine klinische Stichprobe, die aus einer Tagesklinik bzw. psychotherapeutischen Ambulanz rekrutiert wurde. Der größte Teil der Kinder aus der klinischen Stichprobe (73 %) erfüllte die Kriterien einer hyperkinetischen Störung bzw. einer Störung des Sozialverhaltens. Bei 20 % der Kinder lagen emotionale Störungen vor. Die Intervention fand in der klinischen Stichprobe als zusätzliche Maßnahme mit freiwilliger Teilnahme statt (z. B. neben diagnostischen, medikamentösen oder anderen Interventionsmaßnahmen, die für den Einzelfall vorgesehen waren). Die nichtklinische Stichprobe (n = 46) wurde aus Grundschulen rekrutiert.

Aus der klinischen Stichprobe bildeten 20 Kinder die Interventionsgruppe, die zusätzlich zu einer Standardintervention (treatment as usual) an dem Emotionsregulationstraining teilnahm, während 13 Kinder eine Kontrollgruppe bildeten, die ausschließlich an einer Standardintervention teilnahm. Von der nichtklinischen Gruppe nahmen 38 Kinder an dem Emotionsregulationstraining teil. Weitere 8 Kinder bildeten eine Kontrollgruppe ohne Trainingsteilnahme, wobei allerdings keine zufällige Zuordnung zu den Trainingsgruppen stattfinden konnte.

Zur Evaluation des Trainings kamen Fragebögen vor und nach dem Trainingszeitraum von 6 Wochen zum Einsatz. Der Abstand zwischen den Prä- und Postmessungen lag bei 7 bis 8 Wochen. Als zentrales Erhebungsinstrument kam eine deutschsprachige modifizierte Fassung der Children's Emotion Management Scales (CEMS; Zeman, Shipman & Penza-Clyve, 2001) zum Einsatz, die ab einem Alter von 6 Jahren einsetzbar ist. Mit insgesamt 18 Items werden dabei drei Skalen zum Emotionsregulationsverhalten erfasst. Es handelt sich um (a) Coping, (b) Unterdrückung und (c) Dysregulation. *Coping* bezieht sich dabei auf die Fähigkeit, emotionale Reaktionen zu kontrollieren und angemessen damit umzugehen. Mit *Unterdrückung* ist gemeint, dass der emotionale Ausdruck gehemmt ist bzw. das emotionale Erleben versteckt wird. *Dysregulation* wiederum bezieht sich auf einen kulturell unangemessenen Ausdruck von Emotionen. Mit dem Training ist dementsprechend das Ziel verknüpft, Verbesserungen auf der Coping-Skala zu erzielen, während bei den beiden anderen Skalen eher erniedrigte Skalenwerte nach dem Training wünschenswert sind. Die CEMS-Skala wurde sowohl den Kindern als auch ihren Eltern zur Bearbeitung vorgelegt.

Darüber hinaus kam die Child Behavior Check List (CBCL; Achenbach, 1991) in der deutschsprachigen Fassung (Arbeitsgruppe Deutsche Child Behavior Checklist, 1998) zum Einsatz. Für diese Version der CBCL wird angegeben, dass sie in einem Altersbereich zwischen 4 und 18 Jahren einsetzbar ist. Mit der CBCL können Verhaltensauffälligkeiten und emotionale Auffälligkeiten von Kindern aus der Sicht ihrer Eltern erfasst werden. Neben einem Gesamtwert lassen sich u. a. Werte für internalisierende und externalisierende Auffälligkeiten bilden.

Als Ergebnis zeigte sich insbesondere eine signifikante Zunahme des Copings in der klinischen Interventionsgruppe (sowohl aus der Sicht der Kinder als auch ihrer Eltern). Da es sich hierbei um eine adaptive Emotionsregulationsstrategie handelt, spricht dies für eine Veränderung im Sinne der Trainingsziele. Aus der Sicht der Eltern kam es in der klinischen Gruppe weiterhin zu einer Reduktion der Dysregulation, was ebenfalls im Sinne der Trainingsziele interpretierbar ist. Dieser Effekt erreicht jedoch aus der Sicht der Kinder nicht die Signifikanzgrenze, auch wenn die Mittelwertverläufe in eine ähnliche Richtung weisen. Bei der Skala zur Unterdrückung sowie bei der CBCL waren ebenso wie in der nichtklinischen Gruppe keine Effekte erkennbar. Bei der nichtklinischen Gruppe ist dabei allerdings auf den kleinen Stichprobenumfang in der Kontrollgruppe zu verweisen, der die statistische Power erheblich reduziert. Insgesamt weisen die Ergebnisse der inferenzstatistischen Analysen also auf Trainingswirkungen im intendierten Sinne hin. Es handelt sich aber nicht um eine ausreichend kontrollierte Studie und die Effekte sind daher nur als erste Hinweise zu interpretieren und nicht als Wirksamkeitsbeleg. Dafür fehlt es an interner Validität bei der Untersuchung.

Es ist darüber hinaus erwähnenswert, dass das Training 98 % der Kinder Spaß gemacht hat, dass 93 % der Kinder gern zu den Trainingssitzungen gekommen sind und dass 90 % der Kinder der Meinung sind, dass ihnen das Gelernte helfen wird. Auf die Frage, was den Kindern an dem Training gut gefallen hat, finden die Ampel, der Parcours, die Gefühlsbrillen, die Rollenspiele, die Auflockerungsspiele und der Einsatz von Puppen besondere Erwähnung.

Nach der Pilotstudie wurde eine weitere Evaluationsstudie durchgeführt, die als randomisierte Interventions-Kontrollgruppen-Studie konzipiert wurde. Über die Ergebnisse dieser Studie soll im Folgenden berichtet werden.

6.2 Interventions-Kontrollgruppen-Studie

In einer randomisiert-kontrolliert angelegten Studie sollte das Inanspruchnahmeverhalten durch Schulen und Familien systematischer untersucht werden. Die Analyse der Durchführbarkeit des Trainings als Zusatzveranstaltung im schulischen Rahmen sowie die Analyse der Wirksamkeit des Trainings als universell eingesetztes Präventionsprogramm waren Ziele der Untersuchung. Das Training wurde hier jeweils in Schulen durchgeführt. Die Kurse wurden von Psychologen (unterschiedlich weit fortgeschritten in der Ausbildung zum Kinder- und Jugendlichenpsychotherapeuten oder Psychologischen Psychotherapeuten) sowie studentischen und wissenschaftlichen Hilfskräften durchgeführt. Dabei wurde möglichst darauf geachtet, eine weniger erfahrene Person als Co-Trainerin bzw. Co-Trainer mit einer erfahreneren Person als Trainerin bzw. Trainer zu einem Trainerteam zu kombinieren.

Zunächst wurden in Abhängigkeit von den Anmeldungen (50 % aller kontaktierten Familien) Kurse gebildet. Die Zuordnung der Kurse zur Interventions- oder Wartekontrollgruppe erfolgte je Jahrgangsstufe und Schule randomisiert. Nach der Randomisierung gab es bei 20 % der Kurse aufgrund fehlender Passung mit den Stundenplänen der jeweiligen Klassen eine nachträgliche Veränderung in der Zuordnung. Darüber hinaus war es aufgrund des unerwartet großen Interesses (50 % aller kontaktierten Familien) nicht möglich, alle abhängigen Variablen bei allen Kindern rechtzeitig vor der Intervention zu erheben. Dies betraf vor allem Teile eines Entwicklungstests, der als Individualtest durchzuführen ist. Daher wurden die Skalen des Entwicklungstests, die nicht bei allen Kindern erhoben werden konnten, in einer weiteren Kontrollgruppe erneut zweifach erhoben, wobei in der Zwischenzeit kein Training stattfand. Es handelt sich damit um ein Wartekontrollgruppendesign mit einer Interventionsgruppe (IG) und einer zeitgleich erhobenen, direkten Wartekontrollgruppe (WKG) für einen Teil der abhängigen Variablen sowie einer nachträglich erhobenen Kontrollgruppe für die abhängigen Variablen des individuell durchzuführenden Entwicklungstests. Zeiteffekte, die auch trainingsunabhängig auftreten, können damit von trainingsspezifischen Effekten unterschieden werden.

In die Studie wurden insgesamt 163 Kinder und deren Eltern einbezogen ($n_{IG} = 63$, $n_{WKG} = 70$, $n_{KG} = 30$). Die Eltern der teilnehmenden Familien sind im Mittel vergleichsweise hoch gebildet. In den initialen Elternerhebungen zeigte sich eine im Vergleich mit Normalstichproben um ca. eine halbe Standardabweichung erhöhte, mittlere Belastung durch psychopathologische (internalisierende wie externalisierende) Symptome des Kindes. Dies deutet auf einen Selbstselektionsprozess hin: Kinder werden wahrscheinlicher zur Teilnahme angemeldet, wenn sie (etwas) mehr Auffälligkeiten in ihren Gefühlen oder ihrem Verhalten zeigen.

Die Wirksamkeit des Trainings wurde auf den Ebenen (1) Emotionsverständnis, (2) Emotionsregulation und (3) Verhaltensprobleme analysiert. Dazu wurden zum einen mithilfe dreier Subtests eines etablierten Entwicklungstests (Intelligence and Development Scales, IDS; Grob, Meyer & Hagmann-von Arx, 2009) Selbstberichte von Kindern verwendet (Ebene 1: Emotionsverständnis mit den Subtests „Emotionen erkennen" und „Soziale Situationen verstehen"; Ebene 2: Emotionsregulation mit dem Subtest „Emotionen regulieren"). Zum anderen wurden Elternberichte des ursprünglich als Selbstbericht konzipierten FEEL-KJ (Grob

& Smolenski, 2009) genutzt (Ebene 2: Emotionsregulation mit adaptiven und maladaptiven Strategien). Anders als im Subtest „Emotionen regulieren“ der IDS, in dem ein Gesamtwert für die Emotionsregulation gebildet wird, können hier vergleichsweise unabhängige Werte für adaptive und maladaptive Strategien untersucht werden. Auf der Ebene der Verhaltensprobleme (Ebene 3) wurde die CBCL (Arbeitsgruppe Deutsche Child Behavior Checklist, 1998) herangezogen. Während die Ergebnisse des Entwicklungstests (IDS) der Kinder nur durch die Einführung der nachträglichen Kontrollgruppe analysiert werden konnten, wurden die übrigen Effekte mithilfe der Wartekontrollgruppe geprüft.

In den statistischen Analysen, bei denen auch Kontextvariablen kontrolliert wurden (Multilevel Linear Modeling) und alle Kinder unabhängig von dem Ausmaß ihrer Trainingsteilnahme einbezogen wurden, zeigten sich für das Emotionsverständnis signifikante Zeiteffekte in beiden eingesetzten Subtests und trainingsspezifische Effekte in dem Subtest „Soziale Situationen verstehen“. Ähnlich gemischte Befunde ergaben sich auch auf der zweiten Ebene. So zeigte sich hier im Entwicklungstest auf der Skala „Emotionen Regulieren“ kein Zeiteffekt, dafür jedoch ein signifikanter Trainingseffekt. In den Fremdberichten der Eltern dagegen traten sowohl bei adaptiven als auch maladaptiven Strategien Zeiteffekte, jedoch keine Trainingseffekte auf. Auf der dritten Ebene (Verhaltensprobleme) wurden signifikante Zeit- und keine Trainingseffekte festgestellt.

Trainingseffekte finden sich demnach vor allem bei den IDS-Skalen. Diese müssen jedoch von Übungseffekten (Zeiteffekten), die durch die wiederholte Darbietung der IDS-Subtests entstehen können, unterschieden werden. Die Kinder können selbst möglicherweise am ehesten Auskunft über die (Nicht-)Anwendung von Strategien geben. Eltern ist die Beobachtung zumindest in Teilen wahrscheinlich schwerer möglich (z. B. kognitive Strategien wie Umbewertung). Allerdings sind die Kinder auf der anderen Seite noch recht jung und die Reliabilität der Messungen war starken Einschränkungen unterworfen. Zusätzlich stellt sich die Frage der Validität in dem Sinne, ob das abgerufene Wissen der Kinder tatsächlich verhaltensrepräsentativ ist. Besonders überraschend sind die starken Veränderungen der abhängigen Variablen in der Wartekontrollgruppe, die den Nachweis von Interaktionseffekten stark erschweren. Die gefundenen Zeiteffekte auf den Elternmaßen könnten durch übergreifende Effekte (z. B. Regression zur Mitte) und das Wissen um die Teilnahme an einer Studie, bei der ggf. interventionsspezifische Effekte zu erwarten wären, entstanden sein. Sie sind offensichtlich nicht durch die Trainingsteilnahme entstanden. Die gefundenen Ergebnisse sind damit als gemischt zu bezeichnen und insgesamt vereinbar mit den Ergebnissen anderer Studien, die zur Evaluation von Präventionsprogrammen publiziert wurden (Beelmann et al., 2014), denn sie weisen auf einige intendierte Wirkungen im Emotionsverständnis und bei der Emotionsregulation hin und implizieren keine Effekte auf der Ebene der Verhaltensprobleme in dieser nichtklinischen Stichprobe.

Einschränkend sollte bedacht werden, dass die abschließenden Messungen jeweils unmittelbar zum Trainingsende stattfanden, sodass noch keine Aussagen über die weitere Entwicklung der teilnehmenden Kinder getroffen werden können. Trainingseffekte könnten sich auch erst zeitlich versetzt zeigen, weil die angestoßenen Veränderungen im (Emotionsregulations-)Verhalten der Kinder ggf. (Lern-)Zeit erfordern.

Ausgesprochen positive Ergebnisse lieferten die Beobachtungen zum Inanspruchnahmeverhalten und der Durchführbarkeit. So entschied sich jede der persönlich kontaktierten Schulen dazu, das Training anzubieten. Die Hälfte aller kontaktierten Familien erklärte sich schriftlich (und damit aktiv) interessiert an dem Programm, über ein Drittel nahm trotz erheblichen, unvergüteten Zeitaufwandes für die Eltern (wiederholte Befragungen, ca. 2,5 h) und Kinder (Interventions- und Befragungszeit ca. 10 h) tatsächlich an der Intervention teil. Obwohl teilweise auch hochbelastete Kinder an den Sitzungen teilnahmen, mussten wir keines von ihnen ausschließen und lediglich 2 der insgesamt 133 trainierten Kinder wollten die Kursteilnahme von sich aus vorzeitig beenden (geringe Abbruchrate). In jedem der 20 durchgeführten Kurse konnten die vorgegebenen Inhalte manualgetreu durchgeführt werden, wobei vereinzelt Programmpunkte in die jeweils nächste Sitzung verschoben wurden. Weitere Ergebnisse zur Implementationsqualität, den Trainereinschätzungen und die detaillierten Darstellungen der Effekte finden sich bei Greuel und Heinrichs (2016).

Aufgrund des Wartekontrollgruppendesigns konnte im Anschluss an die Prüfung der Effekte in der Interventionsgruppe auch noch einmal analysiert werden, ob und welche Effekte auftreten, nachdem auch die Wartekontrollgruppe im Nachgang die Intervention erhielt. Es fanden sich sehr ähnliche Effekte bei vergleichbarer Ausgangslage von Wartekontrollgruppe und Interventionsgruppe vor dem Training in den erhobenen Bereichen des Emotionsverständnisses und der Emotionsregulation. Die Effekte im Subtest „Emotionen regulieren" der IDS fielen bei diesem Vergleich deutlich größer aus als in der ursprünglichen Studie. Diese Ergebnisse liefern einen Hinweis darauf, dass die Ergebnisse hinsichtlich des Emotionsverständnisses und der Emotionsregulation in der Interventionsgruppe nicht stichprobenabhängig waren, sondern sich in einer zweiten Stichprobe in ähnlicher Weise finden ließen.

Abschließend kann festgehalten werden, dass die bereits vorliegenden Evaluationsstudien zu diesem Emotionsregulationstraining für Kinder erste Hinweise auf die praktische Anwendbarkeit, Durchführbarkeit in unterschiedlichen Settings sowie die Akzeptanz bei Kindern und Eltern liefern. Die Trainingseffekte sind bisher weitestgehend proximal. Es gibt bisher keine Hinweise, dass mit dem Training unmittelbar zur Reduktion von Verhaltensproblemen beigetragen werden kann. Es ist jedoch zu hoffen, dass durch die Beeinflussung der Emotionsregulation längerfristig Einflüsse auch auf der Ebene von Verhaltensproblemen erzielt werden können. Es wäre sinnvoll, zu dieser Frage weitere auch längerfristig angelegte Studien durchzuführen.

Kapitel 7

Allgemeine Hinweise zur verhaltensorientierten Gruppenarbeit mit Kindern

Im Rahmen der durchgeführten Studien (vgl. Abschnitt „Trainingsevaluation“) wurden Trainerinnen und Trainer mit unterschiedlichen Qualifikationsgraden in Abhängigkeit von der Zielgruppe eingesetzt (universelle Prävention im Rahmen von Schulklassen bis hin zu therapeutischer Zusatzintervention im Rahmen ambulanter und stationärer Versorgung von Kindern mit psychischen Erkrankungen). Personen, die keine oder wenig Erfahrung mit Gruppen haben, müssen in den Umgang mit einer Gruppe eingearbeitet werden, bevor sie dieses Training anwenden. Die Fertigkeiten und Kenntnisse, die dafür notwendig sind, sind nicht Bestandteil dieses Manuals, weil sie übergreifende Fertigkeiten erfordern. Im Folgenden geben wir daher einige Hinweise auf Strategien, die hierfür hilfreich sein können. Diese Hinweise haben nicht den Anspruch auf Vollständigkeit, sie spiegeln jedoch das wider, was von Trainern und Trainerinnen des Gefühlskurses als hilfreich empfunden und auch an uns zurückgemeldet wurde. Sie entstammen weitestgehend den am Ende dieses Anhangs genannten Literaturquellen zur Gruppentherapie.

In der Arbeit mit Kindergruppen ist es notwendig, störungsübergreifende Kenntnisse zum Umgang mit Gruppen (und mit einzelnen Kindern in Gruppen) zu haben sowie über störungsspezifische Kompetenzen zu verfügen, falls Kinder in den Gruppen sind, die solche Auffälligkeiten zeigen.

Zu den störungsübergreifenden Aspekten im Umgang mit Gruppen zählen u.a die Haltung des Kursleiters bzw. der Kursleiterin (vgl. Maur & Schwenck, 2013) und die Strukturierung der Sitzung. So schreiben die Autorinnen des FESKKO (S. 44): „Eine professionelle therapeutische Haltung zur Durchführung einer (…) Gruppentherapie zeichnet sich aus durch

- eine gute Kenntnis des Kindes, seiner Problematik und seiner familiären Situation,
- die Fähigkeit zur komplementären, wertschätzenden und ressourcenorientierten Beziehungsgestaltung,
- positiv-warmherzige Autorität, Zugewandtheit, Klarheit und Humor im Umgang,
- hohe soziale Kompetenz,
- Validieren emotionaler Erfahrungen,
- prozessorientiertes Wahrnehmen und Handeln,
- bewältigungsorientierte, direktive Hilfestellungen,
- die Fähigkeit, positive und negative Verstärkungen im richtigen Maß einzusetzen, Flexibilität im Umgang mit Patienten, Materialien und Techniken.“

Aus der Haltung ergibt sich auch ein entsprechendes Verhalten der Trainerin oder des Trainers. Warschburger unterteilt in förderliches Verhalten und häufige Fehler von Therapeuten in der Gruppenarbeit.

Förderliches Verhalten von Gruppenleitern bzw. Gruppenleiterinnen (nach Warschburger, 2006, S. 387)
– hohes Maß an Transparenz – eigenes Verhalten ist theoretisch begründet – Vermittlung klarer Informationen – wenig Druck – keine offene oder gar unterschwellige Kritik einzelner Gruppenmitglieder

Häufige Fehler in der Arbeit mit Kindergruppen (nach Warschburger, 2006, S. 387)
– starke Konzentration auf einzelne Kinder und ihre Probleme – Vernachlässigung von „Außenseitern“ – Festhalten an den Inhalten ohne Berücksichtigung der Gruppenprozesse – Fehlende Individualisierung des Vorgehens – Zulassen von Feindseligkeit in der Gruppe

Für (gruppen-)unerfahrene Trainer und Trainerinnen sollte eine regelmäßige Supervision zwischen den Sitzungen angeboten werden. Dies wurde von allen zehn eingesetzten Trainerinnen bzw. Trainern in unserer zweiten Studie als hilfreich zurückgemeldet und auch sehr regelmäßig besucht. Je erfahrener und qualifizierter die Trainer oder Trainerinnen, desto größere Abstände zwischen den Supervisionen sind möglich. Der Einsatz bzw. die Umsetzung der folgenden Strategien waren in der Supervision immer wieder Thema:

- spezifisches Loben,
- Aufgaben entsprechender Schwierigkeit gezielt vergeben (z. B. Anleiten des Startrituals), um Verantwortung zu übertragen, Identifikation zu erhöhen und Gelegenheit zum spezifischen Loben zu schaffen,
- Körperkontakt zur Beruhigung,
- gezielte Aufmerksamkeitssteuerung (selektive Aufmerksamkeit bzw. geplantes Ignorieren),
- Abwägen, ob Aufforderungen gegeben werden oder nicht,
- direkte Anweisungen und mit dem Kind Gruppenraum verlassen (mit Verwarnungen als Backup),
- individuelle Absprachen mit Kindern vor der Sitzung.

Warschburger (2006) empfiehlt, bei absichtlichen Störungen des Gruppenprozesses parallel Einzelgespräche zu führen, in denen die Gründe für die Störungen eruiert werden. Offene Kritik einzelner Kinder vor der Gruppe wird von ihr als nicht förderlich betrachtet. Ein einmaliger Verweis auf gemeinsam ausgehandelte Gruppenregeln reiche in vielen Fällen aus. Dennoch kommt es vor, dass Kinder sich nicht an Regeln halten, besonders wenn das Nicht-Einhalten von Regeln zu einem der Kernprobleme des Kindes zählt. Hier kommen dann störungsspezifische Kompetenzen ins Spiel (Maur & Schwenck, 2013).

In Gruppen, an denen auch Kinder mit einer Hyperaktivitätsstörung, einer Aufmerksamkeitsstörung oder Kinder mit einer Störung des Sozialverhaltens teilnehmen, sind folgende Aspekte wichtig (Baierl, 2010, zitiert nach Maur & Schwenck, 2013, S. 43):

- hohe Konfliktbereitschaft,
- gute Fähigkeiten zur Deeskalation,
- Annehmen und Wertschätzen der Person bei gleichzeitiger Ablehnung der dissozialen Verhaltensweisen,
- klare Grenzsetzungen und spürbare Konsequenzen bei Regelüberschreitungen,
- Kontrolle der Umsetzung von Anforderungen,
- beständige Rückmeldung zur Wirkung des Kindes auf andere,
- Alternativinterpretationen anbieten bzgl. der sozialen und emotionalen Wahrnehmung,
- kontinuierliches Üben der Perspektivenübernahme zur Förderung von Empathie,
- Anerkennung und Belohnung erwünschten Verhaltens (insbesondere auch von kleinsten Anstrengungen).

Hieran kann man erkennen, dass Kinder mit externalisierenden Störungen deutlichere Begrenzungen benötigen und damit weniger von Freiraum profitieren als das beispielsweise für Kinder mit internalisierenden Störungen gilt. Diese benötigen Ermutigung und Öffnung der (meist selbstgesteckten) engen Grenzen.

Wenn der Kurs als zusätzliche therapeutische Intervention eingesetzt wird, dann sollte jedes Kind mit seiner Familie vorher bereits gesehen worden sein und die Beschwerden diagnostisch abgeklärt sein. Denn nur mit angemessener Indikation können positive Effekte erwartet werden. Nach Strauß und Burlingame (2012) kann eine Gruppentherapie (genauso wir jede andere Psychotherapie im Einzelsetting) auch negative Effekte haben. Sie weisen darauf hin (S. 207), dass dies besonders dann wahrscheinlich wäre, wenn

- die Mitglieder einer Gruppe für die Gruppe nicht geeignet wären (z. B. Teilnehmer werden ausgewählt, die nicht für eine Gruppe geeignet sind),
- die Gruppe nicht den Zielen und Bedürfnissen der Gruppenmitglieder entspricht,
- die Anleitung der Gruppe nicht angemessen sei (z. B. zu konfrontativer Anleitungsstil, zu viel Druck auf einzelne Mitglieder).

Aus diesen Gründen erhält die Indikationsstellung bei der Anwendung der Intervention als therapeutische Zusatzmaßnahme ein besonderes Gewicht. Dabei spielen das Alter, der Entwicklungsstand, die Art und das Ausmaß der psychischen Auffälligkeiten der Kinder sowie die (noch) vorhandenen Kompetenzen eine wichtige Rolle (vgl. Stippel & Lehmkuhl, 2012).

Überlegungen zum Kinderschutz

Wann immer mit Kindern gearbeitet wird, ist es wichtig, den Kinderschutz im Blick zu haben. Bei einem universellen, präventiven Einsatz dieses Trainings wird eine Kindeswohlgefährdung möglicherweise seltener beobachtet als bei einem indizierten oder therapeutischen Einsatz, eine systematische Beobachtung (im Sinne eines Monitorings) erhöht in jedem Fall jedoch die Wahrscheinlichkeit, Gefährdungen frühzeitig zu erkennen.

Das neue Kinderschutzgesetz beinhaltet im Kern ein Gesetz zur Kooperation und Information im Kinderschutz, welches die Weitergabe von Informationen durch Geheimnisträger (wie z. B. Psychologen mit wissenschaftlich anerkannter Abschlussprüfung) bei Gefährdungen des Kindeswohls regelt. So steht in § 4 Absatz (1)

> Werden (...) (Anmerkung: Geheimnisträger) in Ausübung ihrer beruflichen Tätigkeit gewichtige Anhaltspunkte für die Gefährdung des Wohls eines Kindes oder eines Jugendlichen bekannt, so sollen sie mit dem Kind oder Jugendlichen und den Personensorgeberechtigten die Situation erörtern, und soweit erforderlich, bei den Personensorgeberechtigten auf die Inanspruchnahme von Hilfen hinwirken, soweit hierdurch der wirksame Schutz des Kindes oder des Jugendlichen nicht infrage gestellt wird.

Im nächsten Absatz (2) ist geregelt, dass Berufsgruppen, die Geheimnisträger sind, zur Einschätzung der Kindeswohlgefährdung gegenüber dem Träger der öffentlichen Jugendhilfe Anspruch auf Beratung durch eine *insoweit erfahrene Fachkraft* haben. Hierbei können Daten pseudoanonymisiert übermittelt werden. Wenn Sie im Rahmen der Intervention Hinweise auf eine potenzielle Gefährdung erhalten, dann nutzen Sie diese Möglichkeit und lassen sich im Zweifelsfall bei einem Jugendamt von einer entsprechenden Fachkraft beraten.

Zur Einschätzung der Kindeswohlgefährdung haben wir eine Checkliste erstellt, die Ihnen Hinweise liefert, wie Sie vorgehen können bzw. auf welche Auffälligkeiten Sie achten können (vgl. Anhang auf S. 75). Berücksichtigt wurden dabei einige bei Körner und Deegener (2011) sowie Herrmann, Dettmeyer, Banaschak und Thyen (2010) genannte Aspekte. Sollte bei Ihnen im Rahmen der Teilnahme an dem Gefühlskurs ein Verdacht auf eine Kindeswohlgefährdung aufkommen bei einem Kind, dann entscheiden Sie, wie dringlich ein Eingriff Ihrerseits notwendig ist, wie sehr das Kind u. U. gefährdet ist und wie schwerwiegend die Misshandlung einzuschätzen ist. Hierzu zählen auch die wahrgenommene Kooperationsbereitschaft seitens der sorgeberechtigten Personen sowie die Stärken und Ressourcen des Kindes. Das neue Kinderschutzgesetz bietet Ihnen bei dieser Einschätzung und Bewertung Hilfe durch eine soweit erfahrene Fachkraft. Nutzen Sie diese bei einem entsprechenden Verdacht. Sie kann Ihnen dann auch bei dem weiteren Vorgehen behilflich sein.

Literatur

Achenbach, T. M. (1991). *Manual for the Child Behavior Checklist/4-18 and 1991 Profile.* Burlington, VT: University of Vermont, Department of Psychiatry.

Aldao, A., Nolen-Hoeksema, S. & Schweizer, S. (2010). Emotion regulation strategies and psychopathology: A meta analysis. *Clinical Psychology Review, 30,* 217–237. http://doi.org/10.1016/j.cpr.2009.11.004

Aldao, A. & Nolen-Hoeksema, S. (2011). When are adaptive strategies most predictive of psychopathology? *Journal of Abnormal Psychology, 121,* 276–281. http://doi.org/10.1037/a0023598

Alink, L. R. A., Cicchetti, D., Jungmeen, K. & Rogosch, F. A. (2009). Mediating and moderating processes in the relation between maltreatment and psychopathology: Mother-child relationship quality and emotion regulation. *Journal of Abnormal Child Psychology, 37,* 831–843.

Arbeitsgruppe Deutsche Child Behavior Checklist (1998). *Elternfragebogen über das Verhalten von Kindern und Jugendlichen.* Köln: Arbeitsgruppe Deutsche Child Behavior Checklist.

Barnow, S. (2012). Emotionsregulation und Psychopathologie. *Psychologische Rundschau, 63,* 111–124. http://doi.org/10.1026/0033-3042/a000119

Barrett, P. M., Webster, H. & Turner, C. (2003). *Freunde für Kinder. Gruppenleitermanual.* München: Ernst Reinhardt.

Beck, A. T. (1970). *Depression.* Philadelphia, PA: University of Pennsylvania Press.

Beelmann, A., Pfost, M. & Schmitt, C. (2014). Prävention und Gesundheitsförderung bei Kindern und Jugendlichen – Eine Meta-Analyse der deutschsprachigen Wirksamkeitsforschung. *Zeitschrift für Gesundheitspsychologie, 22,* 1–14. http://doi.org/10.1026/0943-8149/a000104

Bieg, S. & Behr, M. (2005). *Mich und Dich verstehen. Ein Trainingsprogramm zur Emotionalen Sensitivität bei Schulklassen und Kindergruppen im Grundschul- und Orientierungsstufenalter.* Göttingen: Hogrefe.

Bohnert, A. M., Crnic, K. A. & Lim, K. G. (2003). Emotional competence and aggressive behavior in school-age children. *Journal of Abnormal Child Psychology, 31,* 79–91. http://doi.org/10.1023/A:1021725400321

Bowi, U., Ott, G. & Tress, W. (2008). Faustlos – Gewaltprävention in der Grundschule. *Praxis der Kinderpsychologie und Kinderpsychiatrie, 57,* 509–520. http://doi.org/10.13109/prkk.2008.57.7.509

Braet, C., Theuwis, L., Van Durme, K., Vandewalle, J., Vandevivere, E., Wante, L. et al. (2014). Emotion regulation in children with emotional problems. *Cognitive Therapy and Research, 38,* 493–504. http://doi.org/10.1007/s10608-014-9616-x

Carthy, T., Horesh, N., Apter, A., Edge, M. D. & Gross, J. J. (2010). Emotional reactivity and cognitive regulation in anxious children. *Behavior Research and Therapy, 48,* 384–393. http://doi.org/10.1016/j.brat.2009.12.013

Cierpka, M. & Schick, A. (2011). *Faustlos – Sekundarstufe. Ein Curriculum zur Förderung sozial-emotionaler Kompetenzen und zur Gewaltprävention.* Göttingen: Hogrefe.

Cierpka, M. & Schick, A. (2014a). *Faustlos – Grundschule. Ein Curriculum zur Förderung sozial-emotionaler Kompetenzen und zur Gewaltprävention* (3. Auflage, Hrsg. von M. Cierpka). Göttingen: Hogrefe.

Cierpka, M. & Schick, A. (2014b). *Faustlos – Kindergarten. Ein Curriculum zur Förderung sozial-emotionaler Kompetenzen und zur Gewaltprävention* (2. Auflage, Hrsg. von M. Cierpka). Göttingen: Hogrefe.

Cohen, J. A., Mannarino, A. P. & Deblinger, E. (2006). *Treating trauma and traumatic grief in children and adolescents.* New York: The Guilford Press.

Cummings, E. M., El-Sheikh, M., Kouros, C. D. & Buckhalt, J. A. (2009). Children and violence: the role of children's regulation in the marital aggression-child adjustment link. *Clinical Child Family Psychology Review, 12,* 3–15. http://doi.org/10.1007/s10567-009-0042-7

Feinman, S. (Ed.). (1992). *Social referencing and the social construction of reality in infancy.* New York: Plenum Press. http://doi.org/10.1007/978-1-4899-2462-9

Greuel, J. F. & Heinrichs, N. (2016). Evaluation eines universell-präventiv eingesetzten Emotionsregulationstrainings für Kinder im Grundschulalter. *Zeitschrift für klinische Psychologie und Psychotherapie, 45,* 184–197. http://doi.org/10.1026/1616-3443/a000372

Greuel, J. F., Reinhold, N., Wenglorz, M. & Heinrichs, N. (2015). Selbstberichtete Strategien zur Emotionsregulation bei Kindern und Jugendlichen mit psychischen Störungen. *Praxis der Kinderpsychologie und Kinderpsychiatrie, 64,* 368–385. http://doi.org/10.13109/prkk.2015.64.5.368

Grob, A., Meyer, C. S. & Hagmann-von Arx, P. (2009). *Intelligence and Development Scales (IDS). Intelligenz- und Entwicklungsskalen für Kinder von 5–10 Jahren.* Bern: Hans Huber.

Grob, A. & Smolenski, C. (2009). *FEEL-KJ – Fragebogen zur Erhebung der Emotionsregulation bei Kindern und Jugendlichen* (2. Auflage). Göttingen: Hogrefe.

Gross, J. J. (1998). The emerging field of emotion regulation: An integrative review. *Review of General Psychology, 2,* 271–299. http://doi.org/10.1037/1089-2680.2.3.271

Gross, J. J. (2002). Emotion regulation: Affective, cognitive, and social consequences. *Psychophysiology, 39,* 281–291. http://doi.org/10.1017/S0048577201393198

Gross, J. J. (2013). Emotion regulation: Conceptual and empirical foundations. In J. J. Gross (Ed.), *Handbook of Emotion regulation* (2nd ed., pp. 3–20). New York: Guilford Press.

Gross, J.J. & John, O.P. (2003). Individual differences in two emotion regulation processes: implications for affect, relationships, and well-being. *Journal of Personality and Social Psychology, 85,* 348–362. http://doi.org/10.1037/0022-3514.85.2.348

Hampel, P. & Petermann, F. (2003). *Anti-Stress-Training für Kinder* (2. Auflage). Weinheim: Beltz.

Hänggi, Y., Schweinberger, K. & Perrez, M. (2011). *Feinfühligkeitstraining für Eltern.* Bern: Huber.

Havighurst, S.S., Wilson, K.R., Harley, A.E. & Prior, M.R. (2009). Tuning in to kids: An emotion-focused parenting program – Initial findings from a community trial. *Journal of Community Psychology, 37,* 1008–1023. http://doi.org/10.1002/jcop.20345

Heinrichs, N. & Lohaus, A. (2011). *Klinische Entwicklungspsychologie kompakt: Psychische Störungen im Kindes- und Jugendalter.* Weinheim: Beltz.

Herrmann, B., Dettmeyer, R., Banaschak, S. & Thyen, U. (2010). *Kindesmisshandlung.* Heidelberg: Springer. http://doi.org/10.1007/978-3-642-10206-6

Hoeksma, J.B., Oosterlaan, J. & Schipper, E.M. (2004). Emotion regulation and the dynamics of feelings: A conceptual and methodological framework. *Child Development, 75,* 354–360. http://doi.org/10.1111/j.1467-8624.2004.00677.x

Holodynski, M. & Friedlmeier, W. (2006). *Emotionen – Entwicklung und Regulation.* Heidelberg: Springer.

Hughes, E.K., Gullone, E., Dudley, A. & Tonge, B. (2010). A case-control study of emotion regulation and school refusal in children and adolescents. *The Journal of Early Adolescence, 30,* 691–706. http://doi.org/10.1177/0272431609341049

In-Albon, T. (2013a). Theoretischer Hintergrund zur Emotionsregulation. In T. In-Albon (Hrsg.), *Emotionsregulation und psychische Störungen im Kindes- und Jugendalter. Grundlagen, Forschung und Behandlungsansätze* (S. 15–26). Stuttgart: Kohlhammer.

In-Albon, T. (2013b). Emotionsregulationstrainings und Prävention psychischer Störungen. In T. In-Albon (Hrsg.), *Emotionsregulation und psychische Störungen im Kindes- und Jugendalter. Grundlagen, Forschung und Behandlungsansätze* (S. 68–79). Stuttgart: Kohlhammer.

Izard, C. (2002). Translating emotion theory and research into preventive interventions. *Psychological Bulletin, 128,* 796–824. http://doi.org/10.1037/0033-2909.128.5.796

Kidwell, S.L., Young, M.E., Hinkle, L.D., Ratliff, A.D., Marcum, M.E. & Martin, C.N. (2010). Emotional competence and behavior problems: Differences across preschool assessment of attachment classifications. *Clinical Child Psychology and Psychiatry, 15,* 391–406. http://doi.org/10.1177/1359104510367589

Klein-Heßling, J. & Lohaus, A. (2012). *Stresspräventionstraining für Kinder im Grundschulalter* (3. Auflage). Göttingen: Hogrefe.

Koglin, U. & Petermann, F. (2013). *Verhaltenstraining im Kindergarten – Ein Programm zur Förderung emotionaler und sozialer Kompetenzen* (2. Auflage). Göttingen: Hogrefe.

Körner, W. & Deegener, G. (Hrsg.). (2011). *Erfassung von Kindeswohlgefährdung in Theorie und Praxis.* Lengerich: Papst.

Kring, A.M. (2008). Emotion disturbances as transdiagnostic processes in psychopathology. In M. Lewis, J. Haviland-Jones & L.F. Barrett (Eds.), *Handbook of Emotion* (3rd ed., pp. 91–705). New York: Guilford Press.

Kullik, A. & Petermann, F. (2012). *Emotionsregulation im Kindesalter.* Göttingen: Hogrefe.

Lange, S. & Tröster, H. (2014). Strategien der Emotionsregulation bei sozial ängstlichen Kindern und Jugendlichen. *Zeitschrift für Klinische Psychologie und Psychotherapie, 43,* 35–42. http://doi.org/10.1026/1616-3443/a000246

Lewis, M. (1998). Emotional competence and development. In D. Pushkar, W.M. Bukowski, A.E. Schwartzman, D.M. Stack & D.R. White (Eds.), *Improving competence across the lifespan: Building interventions based on theory and research* (pp. 27–36). New York: Plenum Press.

Lohaus, A., Eschenbeck, H., Kohlmann, C.-W. & Klein-Heßling, J. (2006). *Fragebogen zur Erhebung von Stress und Stressbewältigung im Kindes- und Jugendalter (SSKJ 3-8).* Göttingen: Hogrefe.

Lohaus, A. & Glüer, M. (2017). Selbstregulation bei Kindern im Rahmen der Entwicklungs- und Erziehungspsychologie. In B. Kracke & P. Noack (Hrsg.), *Handbuch Entwicklungs- und Erziehungspsychologie.* Heidelberg: Springer. Verfügbar unter http://link.springer.com/referencework entry/10.1007/978-3-642-54061-5_7-1

Lösel, F., Hacker, S., Jaursch, S., Runkel, D., Stemmler, M. & Eichmann, A. (2006). *Training im Problemlösen (TIP). Sozial-kognitives Kompetenztraining für Grundschulkinder.* Erlangen: Universität Erlangen-Nürnberg, Institut für Psychologie.

Marées, N. von & Petermann, F. (2009). Förderung sozial-emotionaler Kompetenzen im Grundschulalter. *Kindheit und Entwicklung, 18,* 244–254. http://doi.org/10.1026/0942-5403.18.4.244

Maur, S. & Schwenck, C. (2013). *Störungsübergreifende Gruppentherapie für Kinder und Jugendliche.* Weinheim: Beltz.

Morris, A.S., Silk, J.S., Steinberg, L., Myers, S.S., Robinson, L.R. (2007). The role of the family context in the development of emotion regulation. *Social Development, 16,* 362–388. http://doi.org/10.1111/j.1467-9507.2007.00389.x

Nolen-Hoeksema, S. & Morrow, J. (1991). A prospective study of depression and posttraumatic stress symptoms after a natural disaster: The 1989 Loma Prieta earthquake. *Journal of Personality and Social Psychology, 61,* 115–121. http://doi.org/10.1037/0022-3514.61.1.115

Petermann, F., Koglin, U., Natzke, H. & Marées, N. von (2013). *Verhaltenstraining in der Grundschule* (2., überarbeitete Auflage). Göttingen: Hogrefe.

Quoidbach, J., Mikolajczak, M. & Gross, J. J. (2015). Positive interventions: An emotion regulation perspective. *Psychological Bulletin, 141,* 655–693. http://doi.org/10.1037/a0038648

Reijntjes, A., Stegge, H., Terwogt, M. M. & Hurkens, E. (2007). Children's depressive symptoms and their regulation of negative affect in response to vignette depicted emotion-eliciting events. *International Journal of Behavioral Development, 31,* 49–58. http://doi.org/10.1177/0165025407073541

Rindermann, H. (2009). *Emotionale-Kompetenz-Fragebogen (EKF).* Göttingen: Hogrefe.

Schick, A. & Cierpka, M. (2003). Faustlos: Evaluation eines Curriculums zur Förderung sozial-emotionaler Kompetenzen und zur Gewaltprävention in der Grundschule. *Kindheit und Entwicklung, 12,* 100–110. http://doi.org/10.1026//0942-5403.12.2.100

Schick, A. & Cierpka, M. (2006). Evaluation des Faustlos-Curriculums für den Kindergarten. *Praxis der Kinderpsychologie und Kinderpsychiatrie, 55,* 459–474.

Schmitt, K., Gold, A. & Rauch, W. A. (2012). Defizitäre adaptive Emotionsregulation bei Kindern mit ADHS. *Zeitschrift für Kinder- und Jugendpsychiatrie und Psychotherapie, 40,* 95–103. http://doi.org/10.1024/1422-4917/a000156

Sim, L. & Zeman, J. (2006). The contribution of emotion regulation to body dissatisfaction and disordered eating in early adolescent girls. *Journal of Youth and Adolescence, 2,*207–216. http://doi.org/10.1007/s10964-005-9003-8

Sloan, D. M. & Kring, A. M. (2007). Measuring changes in emotion during psychotherapy: Conceptual and methodological issues. *Clinical Psychology: Science and Practice, 14,* 307–322. http://doi.org/10.1111/j.1468-2850.2007.00092.x

Southam-Gerow, M. A. & Kendall, P. C. (2002). Emotion regulation and understanding: Implications for child psychopathology and therapy. *Clinical Psychology Review, 22,* 189–222. http://doi.org/10.1016/S0272-7358(01)00087-3

Snunit, M. & Golomb, N. (2009). *Der Seelenvogel.* Hamburg: Carlsen.

Suveg, C. & Zeman, J. (2004). Emotion regulation in children with anxiety disorders. *Journal of Clinical Child and Adolescent Psychology, 33,* 750–759. http://doi.org/10.1207/s15374424jccp3304_10

Stippel, A. & Lehmkuhl, G. (2012). Gruppen mit Kindern und Jugendlichen. In B. Strauß & D. Mattke (Hrsg.), *Gruppenpsychotherapie – Ein Lehrbuch für die Praxis* (S. 380–389). Heidelberg: Springer.

Strauß, B. & Burlingame, G. M. (2012). Gruppenpsychotherapieforschung und Wirksamkeitsnachweise von Gruppenbehandlungen. In B. Strauß & D. Mattke (Hrsg.), *Gruppenpsychotherapie – Ein Lehrbuch für die Praxis* (S. 193–211). Heidelberg: Springer.

Symanzik, T., Heinrichs, N. & Lohaus, A. (2014). *Joko, du und ich – Familienzeit in 8 Spielstationen.* Düsseldorf: AOK Verlag.

Warschburger, P. (2006). Gruppentherapeutische Methoden mit Kindern und Jugendlichen. In F. Mattejat (Hrsg.), *Lehrbuch der Psychotherapie* (Verhaltenstherapie mit Kindern, Jugendlichen und ihren Familien, Bd. 4, S. 383–390). München: CIP-Medien-Verlag.

Webb, T. L., Miles, E., Sheeran, P. (2012). Dealing with feeling: A meta-analysis of the effectiveness of strategies derived from the process model of emotion regulation. *Psychological Bulletin, 138,* 775–808. http://doi.org/10.1037/a0027600

Weinberger, S. (2010). *Kindern spielend helfen.* Weinheim: Juventus.

Zeman, J., Shipman, K. & Penza-Clyve, S. (2001). Development and initial validation of the Children's Sadness Management Scale. *Journal of Nonverbal Behavior, 25,* 187–205. http://doi.org/10.1023/A:1010623226626

Anhang

Material für die einzelnen Sitzungen

- Material 1.1: Emotionsbilder auf der CD-ROM
- Material 1.2: Mitfühlgeschichte
- Material 2.1: Situationsbilder auf der CD-ROM
- Material 2.2: Geschichten „Gefühlsberater“
- Material 3: Rollenspiele mit Scheinwerfereinsatz
- Material 4.1: Instruktionen „Brillenexperiment“
- Material 4.1: Beispiele für Bewegungsspiele
- Material 4.3: Situationen für „Rosa Gedanken“
- Material 5.1: Traumreise
- Material 5.2: Geschichten „Gefühlsprofi“
- Material 6: Urkunde

Material für Trainerinnen und Trainer

- Checkliste zur Erkennung von Kindeswohlgefährdung
- Dokumentationsbogen für eine einzelne Sitzung
- Reflexionsbogen für Trainerinnen und Trainer
- Übersicht Trainingsablauf
- Übersicht über die erforderlichen Materialien für die einzelnen Sitzungen

Strategiebilder

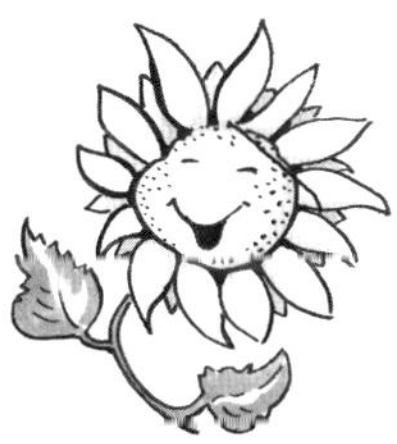		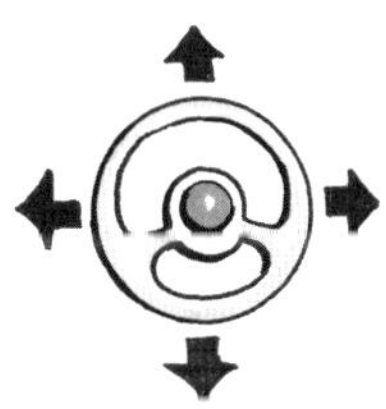	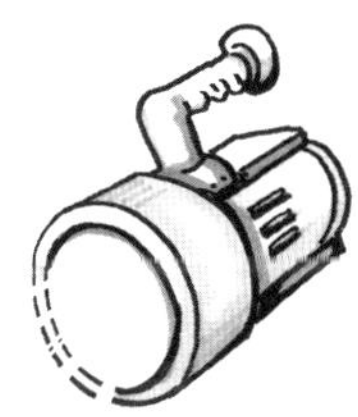
Strategiebild Gefühlsaufheller	Strategiebild Gefühlsbrille	Strategiebild Gefühlslenkrad	Strategiebild Gefühlsscheinwerfer

Die CD-ROM enthält PDF-Dateien der im Folgenden aufgelisteten Materialien, die für die Durchführung des Trainings verwendet werden können.

Die PDF-Dateien können mit dem Programm Acrobat® Reader (eine kostenlose Version ist unter www.adobe.com/de/products/reader erhältlich) gelesen und ausgedruckt werden.

Material 1.1 – Emotionsbilder			
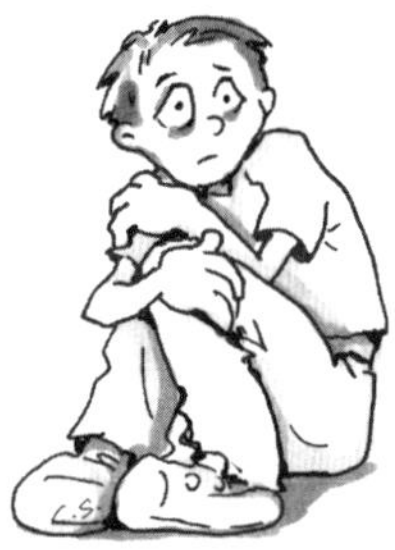 Emotionsbild Angst 1	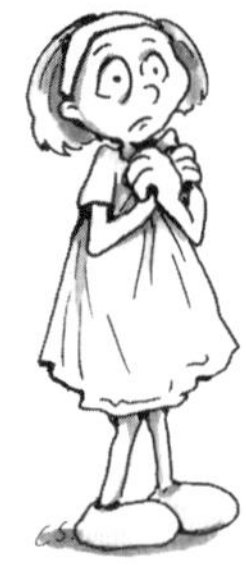 Emotionsbild Angst 2	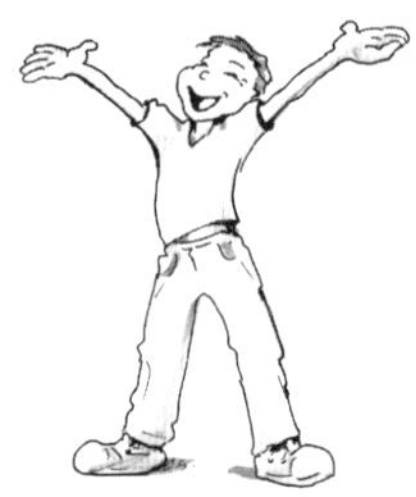 Emotionsbild Freude 1	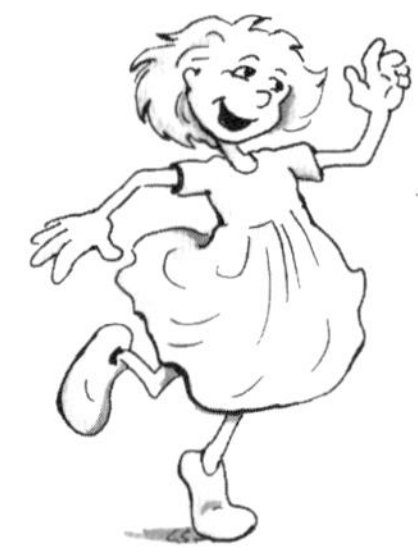 Emotionsbild Freude 2
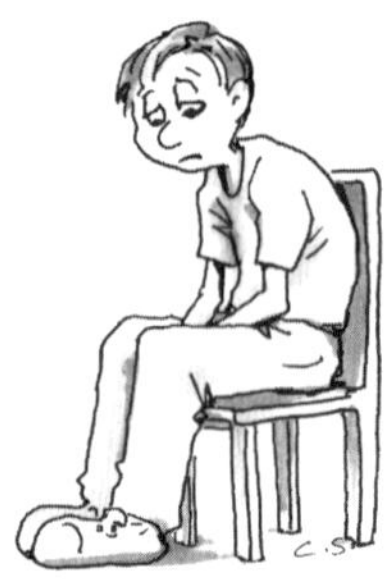 Emotionsbild Traurigkeit 1	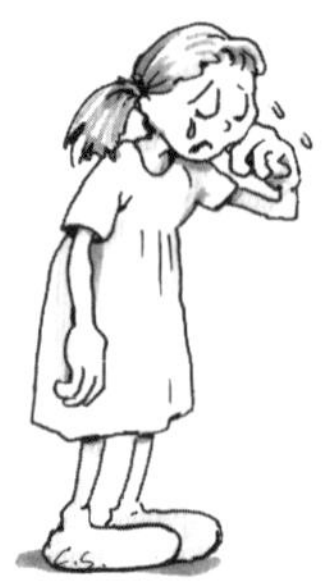 Emotionsbild Traurigkeit 2	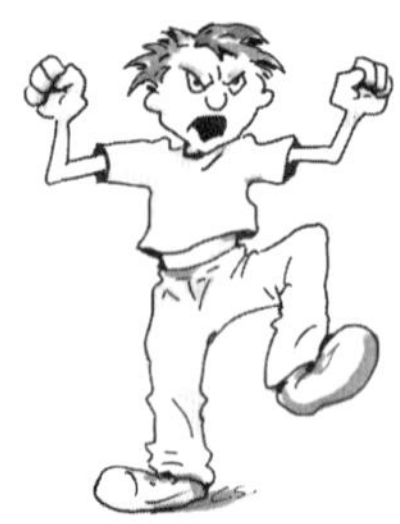 Emotionsbild Wut 1	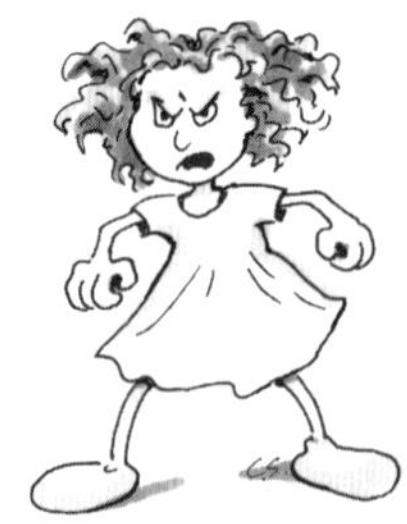 Emotionsbild Wut 2

Material 1.2

Mitfühlgeschichte

Heute ist Samstag. Tom sitzt auf seinem Bett und schaut sich ein Buch über Kartfahren an. Das hat sein Opa ihm geschenkt. Tom wünscht sich schon lange, mal selber Kart fahren zu dürfen. Heute soll es endlich soweit sein. Sein Opa hat ihm versprochen, heute mit ihm auf die Kartbahn zu gehen und Kart zu fahren.

Immer wieder fragt Tom seine Mama, wann Opa denn endlich kommt. „Es dauert noch ungefähr eine Stunde, Tom. Du kannst ja solange noch was spielen. Wieso baust du nicht etwas mit deinen Bauklötzen?" Das ist eine gute Idee, findet Tom. Er kippt die Kiste mit den Bauklötzen aus und beginnt, einen Turm zu bauen. Vielleicht schafft er es ja, alle Steine zu verbauen. Er passt auf, dass der Turm schön gerade wird, damit er nicht anfängt zu wackeln. Der Turm wird langsam immer höher. Jetzt fehlen nur noch wenige Steine. So einen hohen Turm zu bauen, hat Tom noch nie geschafft. Der Turm ist fast so hoch wie Tom selber. Er legt den letzten Stein auf den Turm und ruft seine Mama: „Mama, guck mal, wie hoch mein Turm geworden ist!"

Da kommt Toms Bruder Jannis in sein Zimmer. Jannis ist noch klein, er kann gerade erst laufen. Tom sieht ihn streng an: „Jannis, du darfst nicht an den Turm dran gehen." Jannis läuft auf den Turm zu und schubst ihn einfach um.

„Tom! Kommst du mal?" Papa ruft ihn. Tom läuft in die Küche. Papa sieht von seiner Zeitung auf. „Die Oma hat gerade angerufen. Opa hat eine schlimme Erkältung. Er kann heute doch nicht mit dir zur Kartbahn."

Mama merkt, wie traurig Tom ist. Sie nimmt ihn in den Arm und sagt: „Wir können doch auch was Schönes zusammen machen. Was hältst du davon, wenn wir heute mal was nur zu zweit machen? Jannis bleibt bei Papa und wir beide könnten ja in den Tierpark gehen."

Im Tierpark stehen sie vor den riesigen Vogelkäfigen. Tom entdeckt einen Pfau. „Schau mal, Mama! Was für ein großer Vogel ..." – „Das ist ein Pfau. Der kann mit seinen Federn ein Rad schlagen. Das sieht ganz toll aus. Allerdings macht er das leider nicht so oft." Aber Tom und seine Mama haben Glück. Genau in dem Moment schlägt der Pfau ein Rad und Tom kann sein buntes und leuchtendes Gefieder bestaunen.

Als nächstes gehen sie in den Streichelzoo. Tom füttert gerade die Ziegen, als er sieht, wie ein großer Bock mit spitzen Hörnern auf ihn zugerannt kommt. Er hat den Kopf etwas gesenkt und rennt genau in Toms Richtung.

Zum Glück kommt in dem Moment ein Pfleger und fängt den Bock gerade rechtzeitig wieder ein.

„Jetzt haben wir uns aber ein Eis verdient", sagt Mama und zeigt auf einen Eisstand.

Als Tom und Mama mit ihrem Eis an den Tiergehegen entlang gehen, stolpert Tom plötzlich und sein Eis fällt in den Sand.

„Ist nicht so schlimm", sagt Mama, „wir teilen uns einfach mein Eis."

Die im Folgenden aufgelisteten Materialien, die für die Durchführung des Trainings verwendet werden können, befinden sich als PDF-Dateien auf der CD-ROM.

Material 2.1 – Situationsbilder			
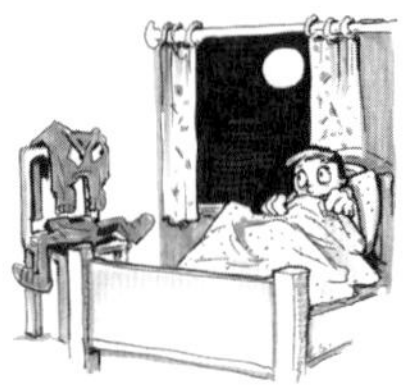 Situationsbild Angst 1	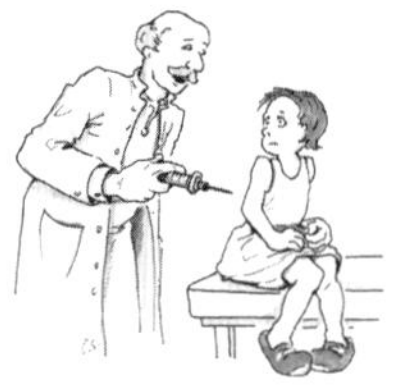 Situationsbild Angst 2	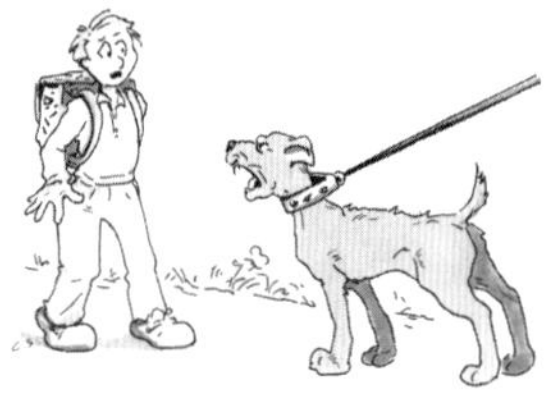 Situationsbild Angst 3	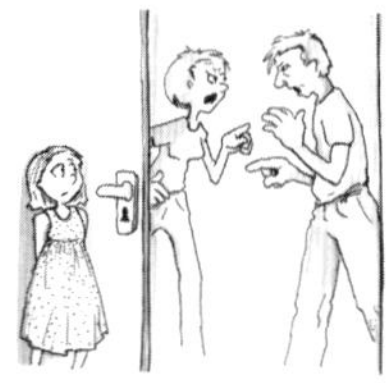 Situationsbild Angst 4
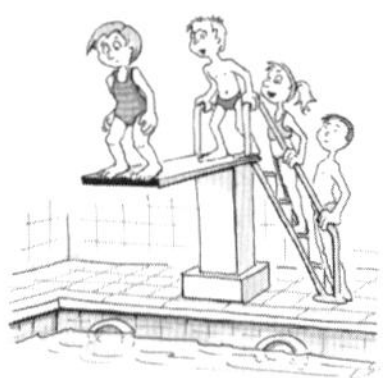 Situationsbild Angst 5	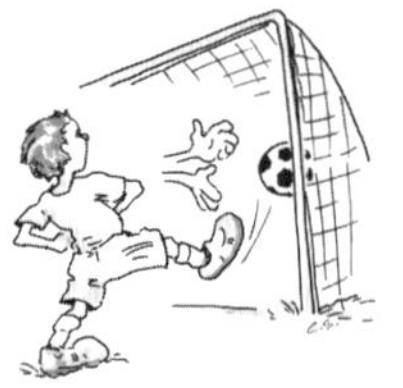 Situationsbild Freude 1	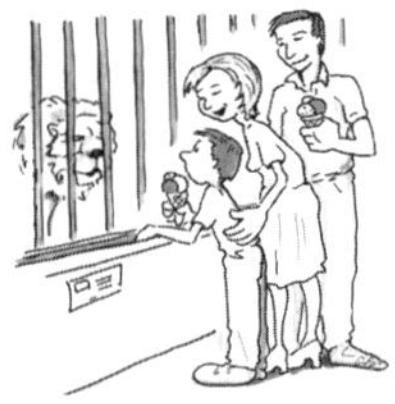 Situationsbild Freude 2	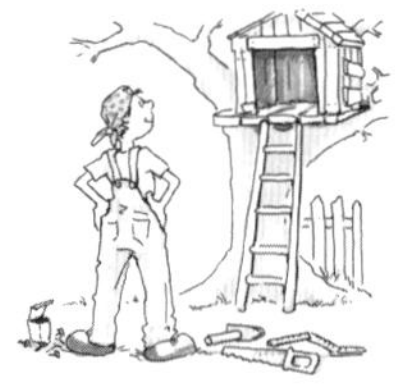 Situationsbild Freude 3
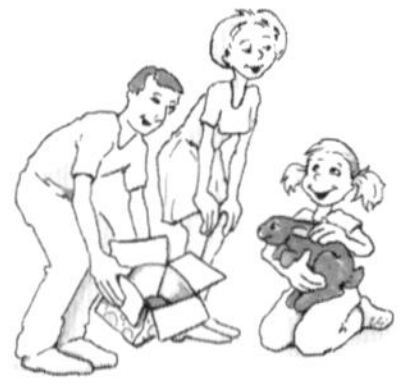 Situationsbild Freude 4	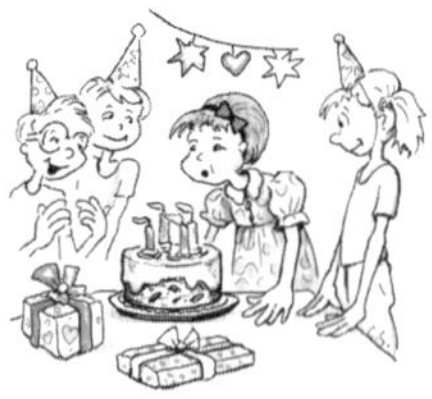 Situationsbild Freude 5	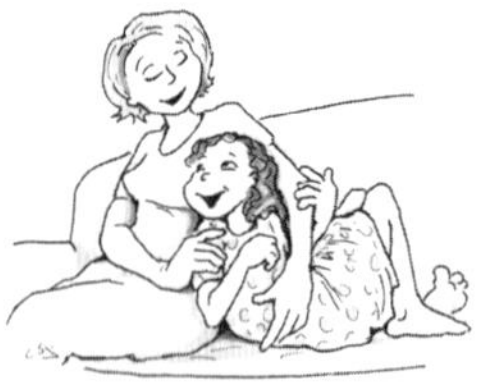 Situationsbild Freude 6	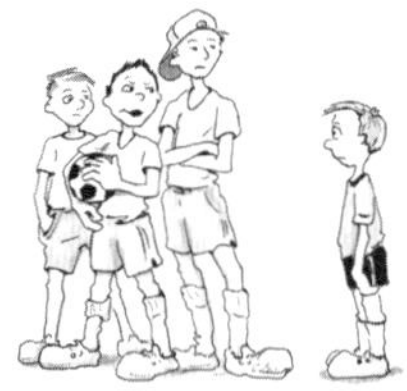 Situationsbild Traurigkeit 1
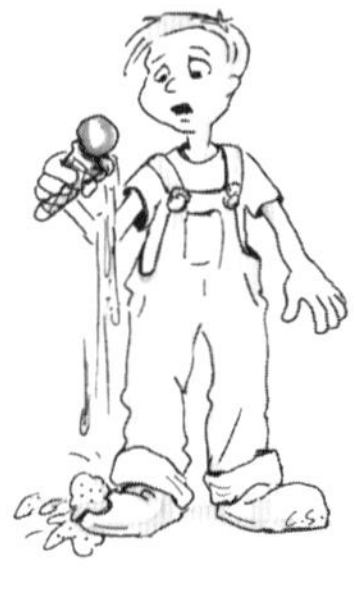 Situationsbild Traurigkeit 2	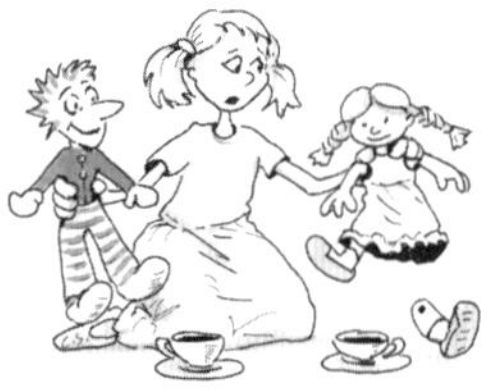 Situationsbild Traurigkeit 3	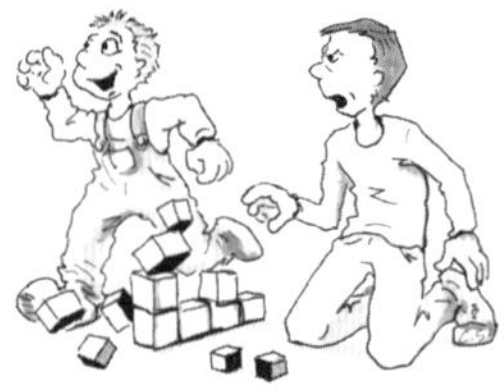 Situationsbild Wut 1	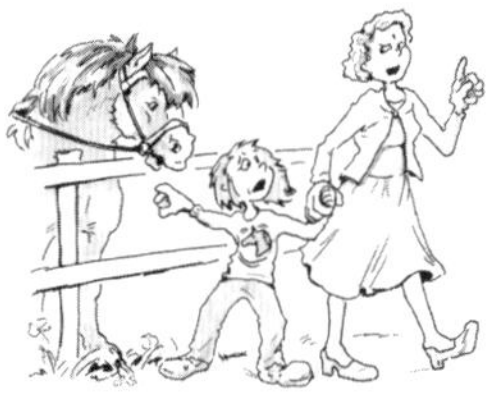 Situationsbild Wut 2
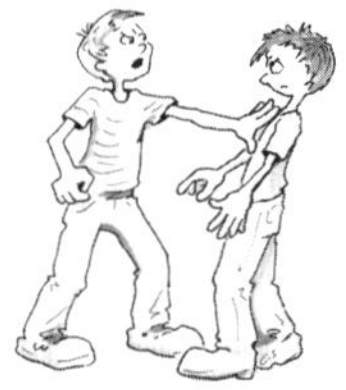 Situationsbild Wut 3	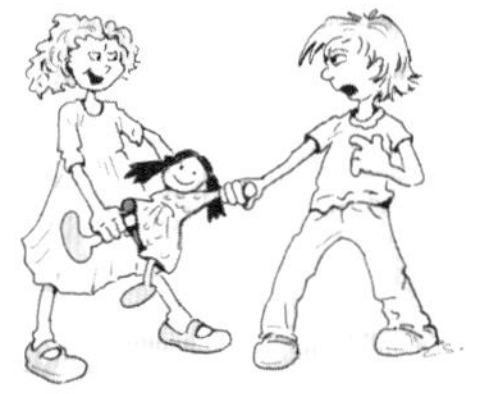 Situationsbild Wut 4		

Material 2.2

Geschichten „Gefühlsberater“

Geschichte 1: Streit mit Freund (Vorspielen mit Puppen)

Ronja hat sich mit ihrem besten Freund Jupp gestritten. Die zwei können sich nicht einigen, was sie spielen sollen. Ronja wirft Jupp vor, immer bestimmen zu wollen.

Jupp ist beleidigt: „Mit dir macht spielen auch echt keinen Spaß!“

Ronja: „Du bist doof!“

Beide sind traurig und verletzt.

Geschichte 2: Besuch beim Direktor (Vorspielen mit Puppen)

Ronja hat im Unterricht Quatsch gemacht. Sie hat andere Kinder mit Papierkugeln abgeworfen, auch noch, nachdem die Lehrerin sie ermahnt hatte, damit aufzuhören. Jetzt sitzt Ronja beim Direktor (männliche Puppe). Der Direktor gibt die Geschehnisse mit strenger Stimme wieder.

Geschichte 3: Sprung vom 3er-Sprungbrett (Situationsbild Angst 5)

Situationsbild „Angst 5“ zeigen. Die Kinder sollen das Bild beschreiben und die Gefühle, die hier entstehen können.

Geschichte 4: Spielausschluss (Situationsbild Traurigkeit 1)

Situationsbild „Traurigkeit 1“ zeigen. Die Kinder sollen das Bild beschreiben und die Gefühle, die hier entstehen können.

Material 3

Rollenspiele mit Scheinwerfereinsatz

Rollenspiel 1

Deine Mama ist heute mit dir zum Kinderarzt gegangen. Ihr sitzt schon im Behandlungszimmer. An den Wänden hängen bunte Plakate mit verschiedenen Tieren, und auf dem Schrank sitzen mehrere Stofftiere und schauen von oben auf dich runter. Du sollst eine Spritze in den Arm bekommen. Das gefällt dir gar nicht! Da kommt schon der Arzt mit der Spritze in der Hand … (Hilfen: Lenkung auf Spritze vs. buntes Plakat, Mama, Geräusche im Flur)

Rollenspiel 2

Du bist zu einem Kindergeburtstag eingeladen. Es ist ein schöner sonniger Tag. Als du bei deinem Freund ankommst, sind im Garten schon ein Trampolin und ein riesengroßes Planschbecken aufgebaut. Es sind ziemlich viele Kinder da, aber du kennst nur ein einziges von ihnen. Die anderen Kinder scheinen sich alle zu kennen, deshalb bist du ein bisschen aufgeregt. (Hilfen: Lenkung auf die fremden Kinder vs. das bekannte Kind, das Trampolin etc.)

Rollenspiel 3

Du bist vom Klettergerüst gefallen und hast dir dabei ein Bein gebrochen. Deshalb kannst du heute nicht beim Sportfest mitmachen, wo deine Freunde jetzt sind. Du musst stattdessen zu Hause bleiben. Das macht dich ziemlich traurig. (Hilfen: Lenkung auf Bein vs. Videospiel, Fernsehsendung, Buch, Puzzle, Spielen mit der Mutter etc.)

Rollenspiel 4

Es ist Karneval und ihr macht in der Schule (bzw. Kindergarten) eine Karnevalsfeier. Bei dieser Feier gibt es Kuchen und Limonade und die Lehrer (bzw. Erzieher) haben sich spannende Spiele ausgedacht. Es gibt sogar eine Tanzgruppe, die etwas aufführt. Alle Kinder haben sich ganz toll verkleidet … als Prinzessin, als Indianer, als Clown, als Pirat … Nur du hast kein Kostüm, weil deine Mutter ganz vergessen hat, sich darum zu kümmern. (Hilfen: Lenkung auf das fehlende Kostüm, die Kostüme der anderen vs. den Kuchen, die Spiele, die Tanzgruppe etc.)

Rollenspiel 5

Deine Mutter ermahnt dich schon seit Tagen, dass du dein Zimmer aufräumen sollst. Aber weil du das nicht gemacht hast, hast du jetzt Fernsehverbot bekommen. Du sitzt im Wohnzimmer vor dem ausgeschalteten Fernseher und bist ziemlich wütend. Gerade jetzt läuft deine Lieblingssendung und du kannst sie nicht schauen! (Hilfen: Lenkung auf Fernseher vs. Legokiste, Bücher, Sonnenschein, Kinderlärm vor dem Fenster etc.)

Material 4.1

Instruktionen „Brillenexperiment“

1. Situation: Bruder stolpert über Bauklötze-Turm

a) *Negative Instruktion (dysfunktionale Gedanken):* „Oah, kann der nicht aufpassen!? Dieser blöde Trampel, das hat der doch absichtlich gemacht! Immer macht Lukas meine Sachen kaputt. Ich wünschte, er würde einfach verschwinden. Der darf immer alles, keiner schimpft mit ihm ... Das ist sooo ungerecht!“

b) *Positive Instruktion (funktionale Gedanken):* „Oh, nein ... Aber naja, nicht so schlimm. Ich kann's ja gleich wieder aufbauen, das macht ja auch Spaß. Und beim nächsten Mal mache ich eben die Tür vorher zu, dann kann Lukas nichts kaputt machen. Der kann da ja auch nichts für, er ist eben noch so klein ...“

2. Situation: Angst im Dunkeln

a) *Negative Instruktion (dysfunktionale Gedanken):* „Es ist so dunkel hier ... Und das da sieht aus wie ein Monster. Oh, Hilfe! Wie es mich anstarrt mit den großen gruseligen Augen. Was mach ich jetzt bloß? Ich hab solche Angst und ich bin ganz alleine. Ich will zu meiner Mami ... Mami!!!“

b) *Positive Instruktion (funktionale Gedanken):* „Witzig, das da vorne sieht fast aus wie ein Monster. Aber das ist ja Quatsch. Wahrscheinlich ist das nur mein Pulli über der Stuhllehne. Ja, ich weiß ja genau, dass der da hängt. Und Mama ist gleich nebenan. Ich muss überhaupt keine Angst haben, alles ist gut!“

3. Situation: Puppe verliert ein Bein

a) *Negative Instruktion (dysfunktionale Gedanken):* „Oh nein! Meine arme Bella! Das war doch meine Lieblingspuppe. Wie konnte das bloß passieren? Jetzt ist Bella kaputt, wie soll ich ihr jetzt noch ein schönes Kleid anziehen? Das sieht doch doof aus. Jetzt kann man gar nicht mehr richtig mit ihr spielen.“

b) *Positive Instruktion (funktionale Gedanken):* „Oje ... Naja, Mama kann das Bein bestimmt wieder dran machen. Sonst frag ich mal Oma. Oma kann so etwas auf jeden Fall. Dann bist du bald wieder gesund, meine liebe Bella. Aber erst mal mache ich dir einen Verband und dann musst du ins Krankenhaus und ich bin der Arzt und untersuche dich.“

Material 4.2

Beispiele für Bewegungsspiele

Menschenmemory der Gefühle

Zwei ausgewählte Kinder müssen den Raum verlassen und vor der Tür warten. Die übrigen Kinder suchen sich daraufhin einen Partner. Jedes Paar überlegt sich ein Gefühl, das beide Kinder durch Mimik oder Gestik zeigen können. Die Trainingsleiterin bzw. der Trainingsleiter sollte darauf achten, dass jedes Paar eine unterschiedliche Mimik oder Gestik wählt, damit es keine Paare mit gleichem Gefühlsausdruck gibt. Danach verteilen sich alle Kinder im Raum. Die beiden ausgewählten Kinder kommen zurück in den Raum. Eines der beiden Kinder beginnt, indem es zwei Kinder aufruft, die daraufhin ihren Gefühlsausdruck zeigen. Wenn ein zusammengehörendes Paar gewählt wurde, stellen sich die beiden Kinder hinter das auswählende Kind. In diesem Fall darf noch ein weiteres Paar aufgerufen werden. Wenn das Paar nicht übereinstimmt, darf das zweite Kind auswählen. Dieses Vorgehen wird nun fortgesetzt, bis alle Paare identifiziert sind. Wer am Ende des Spiels die meisten Kinder hinter sich vereint hat, hat das Spiel gewonnen. Gegebenenfalls können danach zwei weitere Kinder den Raum verlassen und das Spiel beginnt von vorn.

Der Lächler

Die Kinder sitzen oder stehen im Kreis. Ein Kind wird zum Lächler gewählt und stellt sich in die Mitte. Die anderen zeigen durch ihre Mimik und Gestik, dass es ihnen nicht gut geht (traurig sein, ängstlich sein etc.). Die Aufgabe des Lächlers ist es, die andere Person aufzumuntern und zum Lachen zu bringen. Wenn es ihm gelungen ist, scheidet dieser Mitspieler aus. Der Lächler gewinnt, wenn er es geschafft hat, alle Kinder zum Lachen zu bringen. Wenn er es nicht schafft, wird ein anderes Kind zum Lächler bestimmt.

Kommando Pimperle

Bei diesem Spiel handelt es sich um eine Variante des Kommando-Pimperle-Spiels, das auf das Thema „Gefühle“ zugeschnitten ist. Dazu wird zunächst eine Person zum Kommandanten Pimperle ernannt. Der Kommandant gibt Befehle, die von den restlichen Kindern ausgeführt werden müssen. So müssen beispielsweise bei dem Befehl „Kommando Pimperle“ alle Kinder mit dem Zeigefinger auf die Tischkante klopfen. In der hier beschriebenen Variante gibt es die folgenden Kommandos:

- Kommando Pimperle: Mit dem Zeigefinger auf die Tischkante klopfen.
- Kommando Angst: Alle Kinder zeigen durch Mimik und Gestik, dass sie ängstlich sind.
- Kommando Spaß: Alle Kinder zeigen, dass sie fröhlich sind.
- Kommando Wut: Alle Kinder zeigen, dass sie wütend sind.
- Kommando Trauer: Alle Kinder zeigen, dass sie traurig sind.

Es ist sinnvoll, die Mimik und Gestik für die einzelnen Kommandos vorher festzulegen. Bei Angst kann man beispielsweise mit dem Kopf zurückweichen, bei Spaß müssen alle lachen, bei Wut muss eine Grimasse gezogen werden und bei Trauer der Kopf gesenkt werden. Der Kommandant ruft nun in schneller Folge die einzelnen Kommandos und die Kinder müssen möglichst schnell die verabredeten Handlungen zeigen. Dies gilt jedoch nur, wenn die Kommandos mit dem Wort „Kommando“ eingeleitet wurden (also: Kommando Spaß). Wenn nur „Spaß“ gesagt wurde und dennoch ein Kind lacht, ist dieses Kind der nächste Kommandant.

Mein rechter Platz ist leer

Alle Kinder sitzen im Stuhlkreis, wobei ein Platz im Stuhlkreis leer ist. Das Kind, das links von dem freien Platz sitzt, wünscht sich ein anderes Kind herbei, indem es sagt „Mein rechter Platz ist leer und ich wünsche mir die bzw. den (Name des Kindes) her.“ Um einen Bezug zu der Thematik des Trainings herzustellen, kann zusätzlich eingeführt werden, dass das Kind in einer bestimmten Stimmung herbeigewünscht wird. Also: Ich wünsche mir die bzw. den (Namen des Kindes) ängstlich herbei. Das aufgerufene Kind soll dann mit ängstlicher Mimik und Gestik zu dem leeren Platz gehen. Danach ist der Platz des aufgerufenen Kindes leer und das Kind, das nun links von diesem freien Platz sitzt, macht weiter.

Material 4.3

Situationen für „Rosa Gedanken“

1. Du bist mit deiner Mutter in der Stadt. Plötzlich verlierst du sie in der Menge und verläufst dich.
2. Du hast im Test/Diktat viele Fehler gemacht!
3. Du wirst von einem anderen Kind geschubst.
4. Du sollst beim Arzt eine Spritze bekommen.
5. Dein Freund hat ein Spielzeug von dir kaputtgemacht.
6. Auf dem Schulhof lassen dich zwei andere Kinder nicht mitspielen.
7. Du hast deine Lieblingsjacke im Zug liegengelassen.
8. Deine Freunde spielen schon draußen, aber du musst noch deine Hausaugaben machen.
9. Seit Tagen übst du schon Einrad fahren. Aber es klappt einfach nicht.
10. Du sollst bei der Weihnachtsfeier vor der ganzen Klasse und allen Eltern ein Gedicht aufsagen.

Material 5.1

Traumreise

Es ist ein wunderschöner Sommertag im Elfenland. Die Sonne steht hellleuchtend am Himmel, zartblaue Schäfchenwolken ziehen gemächlich am Himmel entlang. Du befindest dich auf einer wunderschönen saftig-grünen Wiese und läufst barfuß zwischen den auf der Wiese blühenden Blumen umher. Spüre, wie angenehm zart das Gras ist ... Es kitzelt leicht unter dir und du spürst die angenehme Wärme in deinen Füßen. Es ist ein tolles Gefühl, barfuß über die Wiese zu laufen. Du fühlst dich wohl und geborgen. Ein leichter Wind weht und streichelt sanft über dein Gesicht. Genieße dieses wunderschöne, wohlig-warme Gefühl.

Nachdem du eine Weile über die Wiese gelaufen bist, hörst du in Gedanken eine zarte, einschmeichelnde Stimme. Auf der Wiese kannst du jetzt einen großen Stein erkennen, der wie der Thron eines Königs geformt ist. Und auf diesem Thron sitzt eine kleine, zarte Elfe. Ihr Körper leuchtet hell und wärmend wie die Sonne und ihre kleinen Flügel schimmern in allen Regenbogenfarben.

„Hallo", sagt sie mit einer bezaubernden, sanften Stimme. „Ich freue mich, dich in meinem Haus als Gast zu haben. Mein Name ist Sonnenschein. Wir Elfen begleiten dich auf deinen Reisen durch unser Reich der Fantasie. Wir sind immer bei dir und helfen dir, auch wenn du uns nicht sehen solltest. Doch jetzt möchte ich dir ein Geheimnis anvertrauen, nur dir alleine."

Mit diesen Worten reicht die kleine Sonnenelfe dir ihre zarte Hand und führt dich durch ein dichtes Gebüsch. Die Elfe schiebt die Zweige auseinander und geht voran. Du musst dich bücken, um durch das enge Gebüsch zu kommen. Und als du hindurch gegangen bist, hörst du ein gewaltiges Rauschen und Plätschern. Erstaunt schaust du dich um. Vor dir ist ein riesiger Fels, von dem ein Wasserfall laut rauschend in einen See fällt. Der See ist umgeben von Bäumen und Pflanzen aller Art und mitten auf dem See ist eine kleine Insel.

Die Sonne scheint und taucht alles in ein wunderbares strahlendes Licht und wo das Wasser den Felsen herunterläuft, ist ein Regenbogen zu sehen. Dieser ist schöner und größer als jeder Regenbogen, den je ein Mensch gesehen hat. Er glitzert in allen Farben, beginnt im See und reicht hoch in den Himmel. So hoch, dass man sein Ende nicht sehen kann.

„Dies ist mein ganz persönliches Geheimnis", sagt die Sonnenelfe. „Auch im Elfenland gibt es manchmal Probleme und Sachen, die mir Sorgen bereiten. Auch ich fühle mich manchmal niedergeschlagen. Doch jedes Mal, wenn ich traurig und mutlos bin, fahre ich rüber auf die kleine Insel. Ich höre dem gewaltigen Rauschen des Wassers zu und lasse meine Beine im kristallklaren Wasser des Sees baumeln. Dann spüre ich, wie alle Sorgen aus mir heraus fließen, wie ich wieder Mut und Hoffnung bekomme. Ich merke, dass ich alle meine Sorgen überwinden kann, dass alle Probleme mit etwas Mut und Zuversicht zu lösen sind. Probiere es doch einmal aus!"

Am Rande des Sees liegt ein kunterbuntes Ruderboot und während die Elfe wartet, ruderst du mit dem Boot auf die kleine Insel ...

Lausche dem Rauschen des Wasserfalls. Nichts anderes ist zu hören als das gewaltige Tosen des Wassers. In der Ferne kannst du vielleicht Bäume und Pflanzen am Rande des Sees erkennen. Du lässt deine Beine im klaren Wasser baumeln ... und jetzt spürst auch du, wie das reine, erfrischende Wasser über deinen Körper fließt. Alle unangenehmen Gedanken werden fortgespült und du fühlst dich frei ... Es ist ein wunderschönes Gefühl ... alle Sorgen, alles, was dich belastet, wird für einen Moment vergessen ... fortgespült im starken Strom des Wassers.

Du fühlst dich erfrischt und weißt, dass du alles schaffen kannst!

Genieße dieses starke Gefühl in dir. Es wird dich begleiten und dir helfen, alle Probleme zu bewältigen ... Und mit diesem Gefühl von Stärke verlässt du jetzt das Reich der Elfen für heute.

Material 5.2

Geschichten „Gefühlsprofi“

1. Jonglieren (Eifersucht)

Paula und Marie sind Schwestern. Marie hat in den Ferien bei den Ferienspielen mitgemacht und dabei jonglieren gelernt. Heute hat sie den ganzen Tag geübt und abends führt sie Mama vor, wie gut sie schon jonglieren kann. Mama klatscht Beifall und sagt: „Oh, das ist ja toll, Marie! Das musst du unbedingt auch mal Oma und Opa zeigen …“. Paula sitzt daneben. Sie ist eifersüchtig. Sie war in den Ferien krank und konnte deshalb nicht zu den Ferienspielen gehen. Jetzt kann sie nichts Tolles vorführen, ihr klatscht niemand Applaus. Marie jongliert weiter und versucht jetzt sogar, mit vier Bällen zu jonglieren. Mama holt die Kamera und will Maries Kunststücke aufnehmen. Paula wird langsam richtig böse. Sie sagt ganz laut: „Jonglieren ist total langweilig und doof! Was soll daran so toll sein?“ Mama sieht sie nur kurz an: „Paula, was soll das denn?“ Dann nimmt sie wieder die Kamera. Paula rennt raus und knallt die Tür ins Schloss. In ihrem Zimmer versteckt sie sich im Schrank und weint.

2. Diktat (Angst)

Jakob liegt im Bett und kann nicht einschlafen. Er schreibt morgen ein Diktat in der Schule und ist deshalb schon ziemlich aufgeregt. Jakob macht sich Sorgen, dass er zu wenig geübt hat und dass er vielleicht zu langsam schreibt und dann nicht mitkommt. Das war nämlich beim letzten Diktat so. Lange wälzt er sich hin und her und grübelt über das Diktat nach. Am nächsten Morgen ist Jakob sehr müde, er kommt kaum aus dem Bett. Als seine Mutter ihn zur Schule bringt, ist ihm ziemlich elend zumute. Er hat Bauchweh und fühlt sich schlapp. Jakob hat Angst, dass das Diktat jetzt noch schlechter wird.

3. Fußballspiel (Wut)

Es klingelt zur großen Pause. Lukas läuft mit seinen Freunden auf den Schulhof. Sie wollen Fußball spielen. Schnell haben sie sich in zwei Mannschaften aufgeteilt und schon geht's los. Lukas ist ein richtig guter Fußballspieler. Da rollt der Ball auch schon in seine Nähe, Lukas rennt so schnell er kann, er bekommt den Ball und läuft damit in Richtung Tor. Da schubst Marvin ihn plötzlich von hinten. Lukas fällt hin, der Ball rollt weiter und der Torwart kann ihn stoppen. Lukas ist wütend auf Marvin: „Das hat der mit Absicht gemacht! Oh, wie gemein! Ich hätte fast ein Tor geschossen. Na warte, das kriegst du wieder …“ Lukas läuft Marvin hinterher und schubst ihn so fest, dass Marvin hinfällt und sich das Knie aufschlägt. Marvin fängt an zu weinen. Genau in dem Moment kommt Frau Kasper dazu. Sie hat gesehen, was Lukas gemacht hat. „Lukas, was soll denn das?“. Sie schimpft mit ihm und schickt ihn dann rein. Für Lukas ist das Fußballspiel vorbei.

4. Timmy (Traurigkeit)

Christina liegt auf ihrem Bett und starrt die Decke an. Sie ist traurig. Gestern ist Timmy gestorben. Timmy war ihr Hund. Christina hört, wie es an ihrer Tür klopft. Mama schaut rein: „Christina, willst du nicht rüberkommen und dich zu uns setzen? Fabian hat vorgeschlagen, dass wir uns Fotos angucken können, von früher, als Timmy noch ein Welpe war … Weißt du noch, was er da alles angestellt hat?“ Christina will nicht reden und erst recht nicht runterkommen. Sie dreht sich zur Wand: „Ich will allein sein!“ Sie hört, wie Mama die Tür wieder schließt. Dann hört sie die Stimme ihres Bruders Fabian: „Kommt Christina nicht?“ Christina hält sich die Ohren zu. Kurz darauf klopft es wieder an ihrer Tür. Es ist Papa: „Na, Große? Ich hab mir überlegt, dass wir für Timmys Grab ein kleines Kreuz bauen können. Oder vielleicht einen Blumenkranz binden … Was hältst du davon? Magst du mir helfen?“ „Nein, will ich nicht! Ihr sollt mich einfach nur in Ruhe lassen!“ Papa geht wieder, und da fängt Christina an zu weinen.

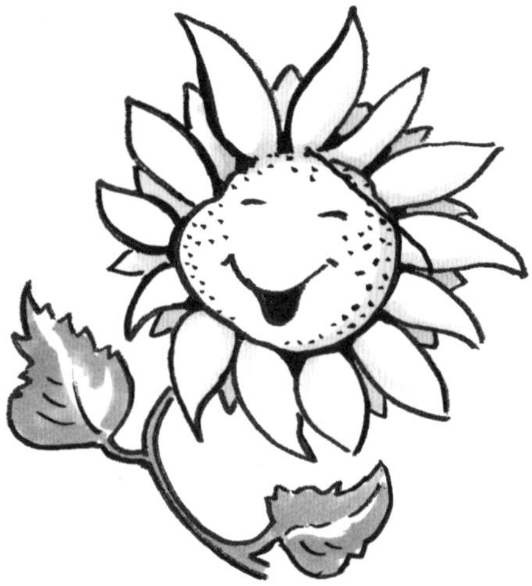

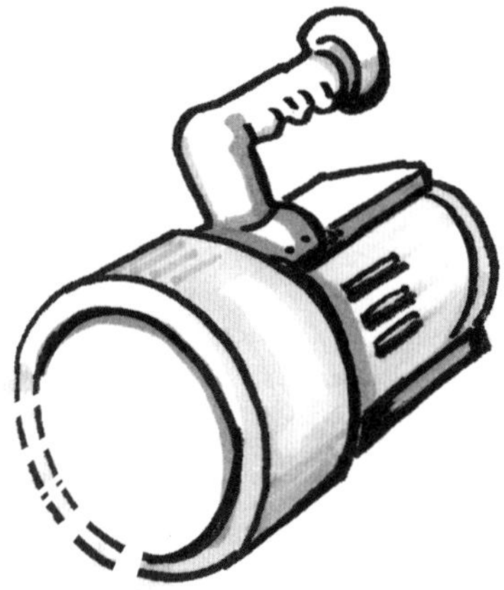

Urkunde

____

hat die Ausbildung zum

Gefühlsprofi erfolgreich

bestanden!

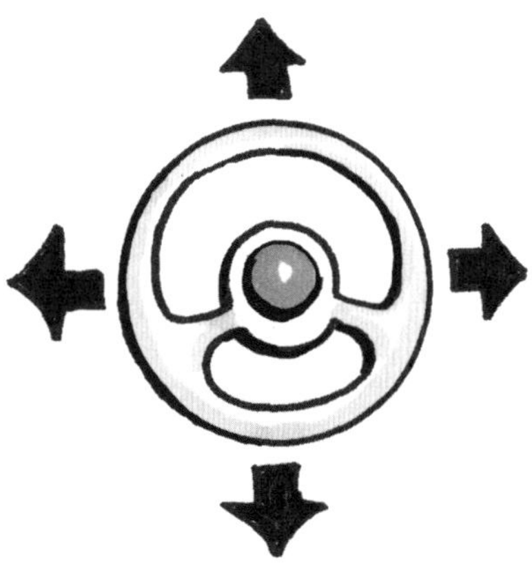

Checkliste zur Erkennung von Kindeswohlgefährdung[1]

Datum: ______________

Sitzung 1	Sitzung 2	Sitzung 3	Sitzung 4	Sitzung 5	Sitzung 6	Elternsitzung
☐	☐	☐	☐	☐	☐	☐

Angaben zum betroffenen Kind

Name des Kindes: ______________________________ Alter: __________

Geschlecht: ☐ weiblich ☐ männlich

Kind wohnt aktuell bei:	Familie	Mutter	Vater	Großeltern	andere	unbekannt
	☐	☐	☐	☐	☐	☐

Das Kind besucht folgende Einrichtung:

☐ Kita

☐ Schule

☐ andere Einrichtung: ______________________________

____

Auffälligkeiten, die Hinweise auf Kindeswohlgefährdung liefern können

Bitte dokumentieren Sie im Folgenden Auffälligkeiten bei dem teilnehmenden Kind. Bitte versuchen Sie die Auffälligkeit sowie die Quelle dieser Information möglichst genau zu dokumentieren. Mehrfachnennungen sind möglich.

Auffälligkeiten des Kindes

	Vorhandensein von Auffälligkeit			Quelle der Information		
	JA	TEILS	NEIN	Betroffenes Kind/Eltern	Eigene Beobachtung	Andere
Allgemeiner Zustand	○	○	○	☐	☐	☐
Pflegezustand	○	○	○	☐	☐	☐
Unangemessene Bekleidung	○	○	○	☐	☐	☐
Unzureichender Gefahrenschutz (Sonneneinstrahlung, Kälte, etc.)	○	○	○	☐	☐	☐
Ernährungszustand	○	○	○	☐	☐	☐
Hämatome/Narben	○	○	○	☐	☐	☐
Verbrennungen/Verbrühungen	○	○	○	☐	☐	☐
Äußerliche Hinweise auf Frakturen	○	○	○	☐	☐	☐
Sichtbare unzureichende ärztliche Versorgung des Kindes	○	○	○	☐	☐	☐
Unsicheres Bindungsverhalten	○	○	○	☐	☐	☐

1 In Anlehnung an Körner und Deegener (2011) sowie Herrmann, Dettmeyer, Banaschak und Thyen (2010).

Auffälligkeiten des Kindes (Fortsetzung)						
	Vorhandensein von Auffälligkeit			**Quelle der Information**		
	JA	TEILS	NEIN	Betroffenes Kind/Eltern	Eigene Beobachtung	Andere
Distanzlosigkeit	○	○	○	☐	☐	☐
Geringes Selbstwertgefühl	○	○	○	☐	☐	☐
Unangemessenes Verhalten in Trainingssituation	○	○	○	☐	☐	☐
Deutlich sexualisiertes Verhalten	○	○	○	☐	☐	☐
Aggressive Verhaltensweisen gegen andere oder sich selbst	○	○	○	☐	☐	☐
Delinquentes Verhalten	○	○	○	☐	☐	☐
Vermindertes Interaktionsmuster	○	○	○	☐	☐	☐
Ausscheidungsauffälligkeiten (Einnässen, Einkoten)	○	○	○	☐	☐	☐
Entwicklungsverzögerungen	○	○	○	☐	☐	☐
Behinderungen	○	○	○	☐	☐	☐
Kind weint schnell	○	○	○	☐	☐	☐
Konzentrationsschwierigkeiten	○	○	○	☐	☐	☐
Ungewöhnliche Müdigkeit	○	○	○	☐	☐	☐
Ungewöhnlich reifes/ erwachsenes Verhalten	○	○	○	☐	☐	☐
Ungewöhnliche Besorgtheit	○	○	○	☐	☐	☐
Altersunangemessenes Wissen über Sexualität	○	○	○	☐	☐	☐
Kindliche negative Emotionen gegenüber Eltern	○	○	○	☐	☐	☐
Andere emotionale Auffälligkeiten	○	○	○	☐	☐	☐

Sonstige Auffälligkeiten des Kindes:

____

____

____

____

____

Auffälligkeiten der Eltern (falls direkter Kontakt eine Einschätzung ermöglicht)						
	Vorhandensein von Auffälligkeit			Quelle der Information		
	JA	TEILS	NEIN	Betroffenes Kind/Eltern	Eigene Beobachtung	Andere
Schlechter Pflegezustand	○	○	○	☐	☐	☐
Bestehende psychische Auffälligkeiten oder Suchtproblematik	○	○	○	☐	☐	☐
Eigene Missbrauchserfahrungen als Kind (soweit bekannt)	○	○	○	☐	☐	☐
Exzessive/unangemessene Disziplinierungsmaßnahmen (z. B. Bestrafungen)	○	○	○	☐	☐	☐
Übermäßiges Ausüben von Kritik am Kind	○	○	○	☐	☐	☐
Kind wird als Problem wahrgenommen	○	○	○	☐	☐	☐
Auffällige Streitereien untereinander oder Partnerschaftsgewalt	○	○	○	☐	☐	☐
Bindungsauffälligkeiten zwischen Bezugspersonen und Kind	○	○	○	☐	☐	☐
Abfällige Bemerkungen gegenüber dem Kind	○	○	○	☐	☐	☐
Fehlende Zuneigung/Körperkontakt gegenüber dem Kind	○	○	○	☐	☐	☐
Eltern-Kind-Interaktion ist negativ geprägt	○	○	○	☐	☐	☐
Mangel an Spielzeug	○	○	○	☐	☐	☐
Betreuungssituation ist nicht zuverlässig	○	○	○	☐	☐	☐
Eltern reagieren leicht mit Ärger bzw. überreagieren schnell	○	○	○	☐	☐	☐
Eltern neigen zu Aggression	○	○	○	☐	☐	☐
Erhöhter elterlicher Stress	○	○	○	☐	☐	☐
Hohe Anzahl an kritischen, belastenden Lebensereignissen	○	○	○	☐	☐	☐
Stark ausgeprägte tägliche Stressbelastung	○	○	○	☐	☐	☐
Niedriger Selbstwert und/oder negatives Selbstbild	○	○	○	☐	☐	☐

Belastungen im familiären und sozialen Umfeld:

Liegt ein Verdacht auf Kindesmisshandlung vor?	JA ○		TEILS ○		NEIN ○
Einschätzung des Gefährdungspotenzials:	sehr gering ☐	gering ☐	moderat ☐	hoch ☐	sehr hoch ☐

Anmerkungen:

Dokumentationsbogen für eine einzelne Sitzung

Sitzungsnummer: _______ Datum: ________________ Dauer: _______

Teilnehmende Kinder: ____

____

Name des Kindes	Erscheinungsbild/Auffälligkeiten	Spontanangaben

Thema/Inhalt der Sitzung:

____

____

____

____

____

____

Therapeutische Beziehung (Beziehung Trainer – Kind(er)):

____

____

____

____

____

____

Gruppendynamik und Beziehungen der Kinder untereinander:

____

____

____

____

____

____

Offene Fragen/Klärungsbedarf/zu erledigen vor der nächsten Sitzung:

____

____

____

____

____

____

Termin nächste Sitzung:

____

Reflexionsbogen für Trainerinnen und Trainer

Dieser Bogen kann im Anschluss an jede Gruppensitzung zur Sitzungsreflexion ausgefüllt werden. Weiterhin können die Antworten auch über den Trainingsverlauf angeschaut werden oder Bögen von derselben Sitzung, aber aus verschiedenen Gruppen zur individuellen Weiterentwicklung als Gruppentrainer oder -trainerin verglichen werden.

Sitzungsnummer: ______ Datum: ______________ Anzahl anwesender Kinder: ______

Wie schätzen Sie die folgenden Fragen in Bezug auf die heutige Sitzung ein?

	trifft nicht zu	trifft eher nicht zu	trifft eher zu	trifft zu
1. Der Inhalt der heutigen Sitzung gefiel mir gut.	☐	☐	☐	☐
2. Die konkrete Umsetzung des Inhalts hat gut funktioniert.	☐	☐	☐	☐
3. Mir hat die Durchführung der Sitzung Spaß gemacht.	☐	☐	☐	☐
4. Ich konnte die Sitzung gut strukturieren.	☐	☐	☐	☐
5. Ich hatte den Eindruck, den Kindern hat die Sitzung heute Spaß gemacht.	☐	☐	☐	☐
6. Die Rahmenbedingungen waren bei dieser Gruppe insgesamt günstig (z. B. Räumlichkeiten, Zeitpunkt etc.).	☐	☐	☐	☐
7. Ich konnte mit aufgetretenen Problemen gut umgehen.	☐	☐	☐	☐
8. Ich kam mit der vorgesehenen Zeit gut zurecht.	☐	☐	☐	☐

Was funktionierte Ihrer Meinung nach heute besonders gut?

____

____

Woran könnte das gelegen haben?

____

____

Was war heute Ihrer Meinung nach schwierig?

____

____

Woran könnte das gelegen haben?

____

____

Was könnte Ihnen helfen, um diesen Schwierigkeiten bei der nächsten Gruppe in dieser Sitzung vorzubeugen?

____

____

Übersicht Trainingsablauf		
Sitzung 1 – Gefühlsachterbahn		
Inhalt	**Dauer**	**Ziel**
Begrüßung und Ausblick	8 Min.	
Namens-Ball: Ballspiel	10 Min.	Kennenlernen
Seelenvogel: Vorlesegeschichte, Malen	20 Min.	Emotionsverständnis
Gefühle raten: Bildbetrachtung, Kreisgespräch	10 Min.	Emotionsidentifikation
Mitfühlgeschichte: verbale, gestische und mimische Begleitung einer Vorlesegeschichte	12 Min.	Erkennen von Emotionsauslösern, Emotionsausdruck
Sitzung 2 – Gefühlslenkrad		
Inhalt	**Dauer**	**Ziel**
Kurzaustausch	8 Min.	
Gefühlswirrwarr: Stuhlkreisspiel	10 Min.	Verständnis für eigene und fremde Gefühle wecken
Gefühlsdetektiv: Bildbetrachtung, Kreisgespräch	12 Min.	Verständnis wecken, welche Situationen welche Gefühle auslösen können
Autofahrt durch die Gefühlswelt: Spiel/Übung	15 Min.	Situationsselektion
Gefühlsberater: Puppenspiel, Kreisgespräch	15 Min.	Unterscheidung vermeidbarer und nicht vermeidbarer Situationen, Situationsselektion, Situationsmodifikation
Sitzung 3 – Gefühlsscheinwerfer		
Inhalt	**Dauer**	**Ziel**
Rückblick und Austausch	8 Min.	
Malrunde: Malen	10 Min.	Verständnis eigener Emotionen entwickeln
Tannenzapfenübung: Experiment	10 Min.	Aufmerksamkeitslenkung
Rollenspiele mit Scheinwerfereinsatz: Rollenspiele mit Eigen- und Fremdregie	20 Min.	Aufmerksamkeitslenkung
Bilder-Lösungen mit Scheinwerfereinsatz: Bildbetrachtung, Kreisgespräch	12 Min.	Aufmerksamkeitslenkung, Selbstinstruktionen, Verständnis eigener Emotionen

Sitzung 4 – Gefühlsbrille		
Inhalt	**Dauer**	**Ziel**
Rückblick und Austausch	8 Min.	
Brillenexperiment: Experiment	15 Min.	Wirkung positiver Gedanken erfahren, kognitive Veränderung
Bewegungsspiel	10 Min.	Ausgleich, Erholung, Spaß
Rosa Gedanken: Vorlesegeschichten, Kreisgespräch	15 Min.	kognitive Veränderung, positive Selbstinstruktionen
Bilder-Lösungen mit Brille: Bildbetrachtung, Kreisgespräch	12 Min.	positive Selbstinstruktionen, kognitive Veränderung
Sitzung 5 – Gefühlsaufheller		
Inhalt	**Dauer**	**Ziel**
Rückblick und Austausch	5 Min.	
Was mir gut tut: Kreisgespräch	10 Min.	Reaktionsmodulation, eigene „Gefühlsaufheller" finden
Austob-Spiele: körperbetonte Spiele	10 Min.	Ablenkung, Ausgleich
Traumreise	10 Min.	Entspannung
Blinder Parcours: Gruppenspiel, Parcours	15 Min.	soziale Unterstützung erfahren
Gefühlsprofi: Vorlesegeschichten, Kreisgespräch	10 Min.	Reaktionsmodulation, Strategien zur Vermeidung ungünstiger Emotionsregulationsstrategien kennenlernen
Sitzung 6 – Gefühlsampel		
Inhalt	**Dauer**	**Ziel**
Rückblick und Austausch	5 Min.	
Plakat-Malen	10 Min.	Reflexion bisher erlernter Strategien
Ampel: Kreisgespräch	10 Min.	emotionsbezogenes Problemlösen
Ampel-Spiele: Rollenspiele mit Fremd- und Eigenregie	20 Min.	emotionsbezogenes Problemlösen
Problemlöse-Memory: Memory-Spiel	10 Min.	Verständnis aufbauen, welche Situationen welche Gefühle auslösen können, emotionsbezogenes Problemlösen
Übergabe der Abschlussurkunde	5 Min.	

Übersicht über die erforderlichen Materialien für die einzelnen Sitzungen	
Sitzung	**Benötigte Materialien**
Sitzung 1 Gefühlsachterbahn	• weicher Ball • Buch „Der Seelenvogel“ (Snunit & Golomb, 2009, Carlsen Verlag) • Malpapier, ausreichend bunte Stifte • Material 1.1: Emotionsbilder • Material 1.2: Mitfühlgeschichte
Sitzung 2 Gefühlslenkrad	• Material 2.1: Situationsbilder • Strategiebild Gefühlslenkrad • Material 1.1: Emotionsbilder • pro Kind ein Lenkrad • Handpuppen • Material 2.2: Geschichten „Gefühlsberater“
Sitzung 3 Gefühlsscheinwerfer	• Malpapier, bunte Stifte • pro Kind ein Tannenzapfen • Stoppuhr (bzw. Uhr mit Sekundenzeiger) • Strategiebilder Gefühlslenkrad, Gefühlsscheinwerfer • Handscheinwerfer • Material 3: Rollenspiele mit Scheinwerfereinsatz • ggf. Handpuppen
Sitzung 4 Gefühlsbrille	• Strategiebilder Gefühlsscheinwerfer, Gefühlsbrille • pro Kind eine Brille mit rosafarbigen und eine mit dunklen Gläsern • Material 2.1: Situationsbilder „Wut 1“ (Bruder stolpert über Bauklötze-Turm), „Traurigkeit 3“ (Puppe verliert ein Bein), „Angst 1“ (Angst im Dunkeln) und „Wut 4“ (Streit um Puppe) • Material 4.1: Instruktionen Brillenexperiment • Material 4.2: Bewegungsspiele • Material 4.3: Geschichten „Rosa Gedanken“ • selbstgemalte Bilder der Kinder aus Sitzung 3
Sitzung 5 Gefühlsaufheller	• Tafel, Flipchart, Plakat o. Ä. • Strategiebilder Gefühlsbrille, Gefühlsaufheller • Material 5.1: Traumreise • Hindernisse, z. B. Stühle, Tücher, Kisten etc. • ein blickdichtes Tuch/Schal zum Augenverbinden • Material 5.2: Geschichten „Gefühlsprofi“
Sitzung 6 Gefühlsampel	• großes Plakat (in vier Bereiche unterteilt, in jedem Kasten ist jeweils ein Strategiebild abgebildet bzw. aufgeklebt) • bunte Stifte • Strategiebilder • Spielzeugampel • Memory-Spiel aus den Situationsbildern (Material 2.1; insgesamt 36 Kärtchen, da jedes Bild zweimal vorkommen muss) • Material 6: Urkunde

Unsere Empfehlungen

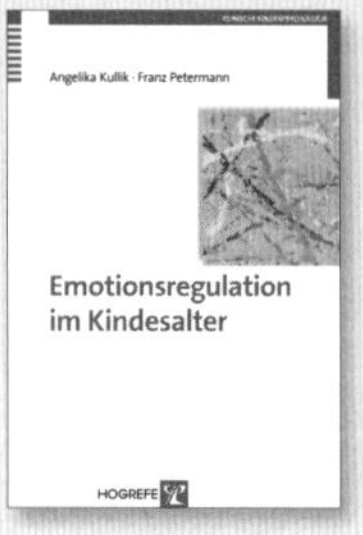

Angelika Kullik /
Franz Petermann

Emotionsregulation im Kindesalter

(Reihe: „Klinische Kinderpsychologie", Band 14)
2012, 186 Seiten, Großformat,
€ 26,95 / CHF 36.90
ISBN 978-3-8017-2434-4
Auch als eBook erhältlich

Das Buch veranschaulicht altersspezifische Formen einer gelungenen und misslungenen Emotionsregulation vom Säuglingsalter bis hin zur späten Kindheit. Zudem stellt es entwicklungsorientierte Therapieansätze dar, die die Möglichkeit bieten, unter Einbezug des sozialen Umfeldes eines Kindes ungünstigen Entwicklungen entgegenzuwirken.

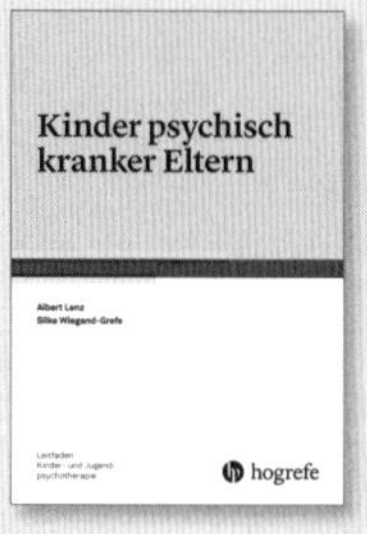

Albert Lenz /
Silke Wiegand-Grefe

Kinder psychisch kranker Eltern

(Reihe: „Leitfaden Kinder- und Jugendpsychotherapie", Band 23). 2017, XII/171 Seiten,
€ 24,95 / CHF 32.50
(Im Reihenabonnement € 17,95 / CHF 24.50)
ISBN 978-3-8017-2589-1
Auch als eBook erhältlich

Der Leitfaden beschreibt in Form von Leitlinien das diagnostische und therapeutische Vorgehen bei Kindern psychisch kranker Eltern. Das multimodale Vorgehen auf der Bindungs- und Familienebene sowie bei der Psychoedukation der Kinder wird aufgezeigt.

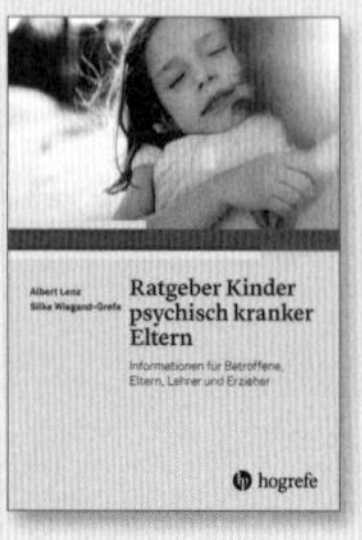

Albert Lenz /
Silke Wiegand-Grefe

Ratgeber Kinder psychisch kranker Eltern

Informationen für Betroffene, Eltern, Lehrer und Erzieher

(Ratgeber zur Reihe: „Leitfaden Kinder- und Jugendpsychotherapie", Band 23). 2016, 80 Seiten,
Kleinformat, € 9,95 / CHF 13.50
ISBN 978-3-8017-2590-7
Auch als eBook erhältlich

Eltern, die unter einer psychisch Erkrankung leiden, machen sich häufig Sorgen darüber, dass ihre Kinder ebenfalls erkranken könnten. Der Ratgeber liefert Antworten auf diese und weitere Fragen. Der Ratgeber informiert darüber, was resiliente Kinder auszeichnet, und zeigt auf, wie die Widerstandskräfte durch Eltern, Lehrer und Erzieher gestärkt werden können.

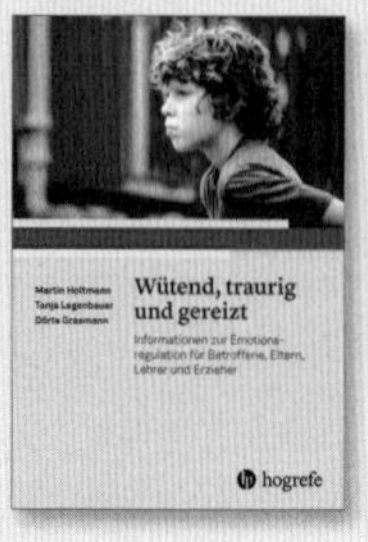

Martin Holtmann /
Tanja Legenbauer /
Dörte Grasmann

Wütend, traurig und gereizt

Informationen zur Emotionsregulation für Betroffene, Eltern, Lehrer und Erzieher

(Ratgeber zur Reihe: „Leitfaden Kinder- und Jugendpsychotherapie", Band 22). 2017, ca. 60 Seiten,
Kleinformat, ca. € 8,95 / CHF 13.50
ISBN 978-3-8017-2511-2
Auch als eBook erhältlich

Der Ratgeber zeigt auf, wie sich Störungen in der Affektregulation von häufig vorkommenden normalen Entwicklungsphänomenen abgrenzen lassen und welche pädagogischen, psychotherapeutischen und medikamentösen Interventionsmöglichkeiten zur Verfügung stehen.

www.hogrefe.com

hogrefe